应对新冠肺炎
心理自助 手册

防疫抗疫20问

主　编／王建平

副主编／李荔波　韩　婧　徐　洁

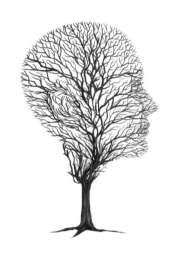

U0388688

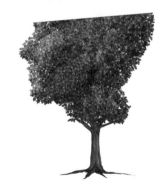

中国人民大学出版社

· 北京 ·

编写委员会

主　　编　王建平

副 主 编　李荔波　韩　婧　徐　洁

编写人员　（排名不分先后）

王建平　李婉君　徐　悁　唐苏勤　李荔波

韩　婧　徐　洁　王　薇　朱雅雯　王　璐

李忠伟　王子弋　李雄姿　苏　琪　迟　婷

李　艳　黄　静　宋日红　安花花　夏　莉

李　青　刘旭峰　王　萍　邓永杰　吕　荣

米　多　王明星　禹宝琴　贺　兴　邢怡伦

徐　鑫　刘新宪　焦克媛　邹欣妍　谷　皖

魏　丽　王　莉　唐任之慧

目　录

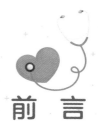

前　言

"没有一个冬天不可逾越，
没有一个春天不会来临"

　　2019 年底，新型冠状病毒从武汉首发，快速地蔓延到全国。随着被感染人群的急剧增加，传播范围的不断扩大，2020 年 1 月 30 日，世界卫生组织宣布新型冠状病毒肺炎疫情为国际关注的突发公共卫生事件。中国人民经历了一个前所未有的春节：因为这场疫情，家庭团聚被自我隔离取代，喜乐团圆被降格为报一声平安。昔日繁华的商场、热闹的景区变得门可罗雀，各大医院的发热门诊拥挤不堪，医护人员夜以继日地奋战在第一线，连小憩几分钟都已经成为一种奢侈。在疫情的影响下，务工人员延迟返工，学生延迟返校，人们的生活节奏被打乱。不论在武汉还是在其他地区，人人自危，出现一系列的紧张、害怕、愤怒、情绪低落等应激反应。

当时我正在美国休假，听闻疫情扩散，立刻作为组织者之一参与了中国心理学会临床与咨询心理学注册工作委员会和北京师范大学心理学部的心理援助工作，为一线的心理援助者提供督导，并面向大众开展了普及防疫心理知识的直播。与此同时，中国人民大学出版社的编辑联系我编撰一本面向大众的关于防疫抗疫心理自助的读物，而我正有此打算，于是一拍即合，开始了这本读物的筹备和编撰工作。之后，我和我的博士生、硕士生以及一批充满奉献精神的心理咨询师一起，在极短的时间内，高质量地完成了这本心理自助手册。

不同于目前市面上已有的针对疫情的心理自助读本，我们这本手册主要有以下特点：

第一，以认知行为理论为本手册的科学支撑。认知行为疗法是科学、循证的心理治疗方法，具有短程、高效的特点。"自助"是认知行为疗法的特点之一，也刚好和本手册的主旨相符。本手册尝试以认知行为科学的角度来看待疫情下人们的心身反应，并提出相应的调适措施。

第二，采用问答的形式，结合防疫抗疫的心理援助公益热线来电内容，针对大众的疑惑，整理归纳出了 20 个最具代表性的问题并一一解答。手册不仅包含科学可操作的应对方法，还涵盖了专业易懂的科普理论。

第三，加入了疫情下应对哀伤的内容。疫情中后期，随着死亡人数的增多，哀伤这一议题将变得尤为重要。本手册将哀伤部分独立成章，前瞻性地帮助大众理解重大灾难性事件中因丧失而导致的哀伤反应。

第四，选编了 8 个在研究和实践中被证明有效的心理自助工具，让读者可以在需要的时候选择合适的工具进行"心理自助"。

手册编撰过程中，我的学生李荔波和韩婧辅助我搭建了手册的框架并在我的指导下对所有稿件进行了多次修改。李婉君、徐慊、朱雅雯和我一起撰写了前两章。北京化工大学心理健康教育研究中心徐洁副教授策划负责了第四章有关"哀伤"的内容，我的学生邢怡伦、唐苏勤、徐鑫、焦克媛、唐任之慧、邹欣妍和我的好友美籍华人刘新宪先生也参与了第四章的撰写。还有数名参加我的认知行为治疗两年连续培训的心理咨询师参与编写了第三章和第五章。参与编写本手册的人员众多，均已列在文前编写人员名单中，恕在此不一一列出。另两名学生王子弋和王薇则搜集编写了附录部分。

编写时，我们充分参考了心理援助公益热线的来电内容，并向广大心理咨询师征集了主题。从确定书的主体框架到定稿完成，我们仅仅用了七天时间。这七天内，因为我在美国，基本上是中国时间和美国时间连续开工，每位参与者都非常踊跃。大家牺牲了与家人团聚和休息的时间，义无反顾地投入这本意义非凡的手册的编写中。每个人都有一个共同的目标：尽可能地早一刻完成，更快地帮助到需要的人。这种精神让我感动，特此向每一位参与编写人员，以及积极投稿却因篇幅有限未入选终稿的各位作者表示深深的感谢！

因为时间仓促，能力和水平有限，手册中难免有不足之处，敬请各位读者批评指正。我的电子邮箱是 wjphh@bnu.edu.cn，希望得到您的反馈。

尽管疫情还没解除，但是我相信，我们所有中国人万众一心，必定在不久的将来战胜病毒。那时候，我们可以恣意地行走在大街上，摘掉口罩，给许久不见的亲人或者朋友一个大大的拥抱。我相信："没有一个冬天不可逾越，没有一个春天不会来临！"

王建平

2020 年 2 月于美国

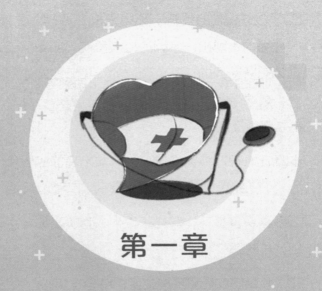

第一章

识别疫情下的
应激反应

面对突如其来的疫情，不同人群在心理、生理、社会等层面均表现出一系列的应激反应。应激反应是指当个体面对新异的、不可预测的、不可控制的刺激时，或当前情景超出个体承受能力时，表现出与平常不同的特异性反应。

　　本章针对新冠肺炎疫情下人们常出现的应激反应展开，我们期待可以帮助你正确认识以下问题：

　　（1）这次疫情下，哪些事件会成为诱发你一系列反应的"应激源"？

　　（2）疫情下的应激反应主要有哪些？

　　（3）这些反应中哪些是正常反应？哪些又是过度反应？

　　希望这些内容可以让你更好地觉察和理解疫情给自己带来的变化，多一份安心，少一份恐慌。

第一节 疫情下应激源解析

　　新型冠状病毒肺炎（简称"新冠肺炎"）的疫情在不断蔓延，人们的反应也随之发生变化，这种在特定刺激下产生的反应称为"应激反应"，我们把"特定刺激"称为"应激

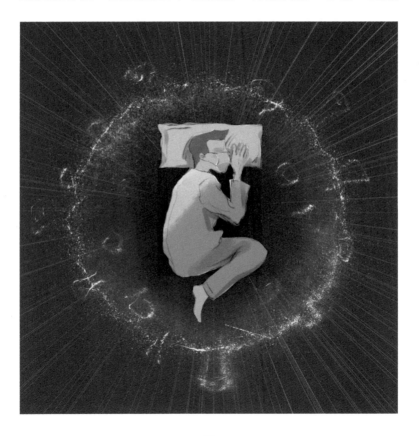

源"。新冠病毒是一个致病源，而不是直接导致各种心身反应的应激源。应激源主要包括新冠肺炎下的疫情和与此相关的各种负面信息，以及在这个情况下次生的一些应激源，即次级应激源。次级应激源，就是应激源导致的一系列反应，比如情绪和身体的反应，这些又作为新的应激源，引起进一步的反应，形成一种滚雪球式的更强烈的刺激。

防抗疫情形势严峻，官方每日更新的确诊人数、疑似人数、死亡人数和治愈出院人数是当下最容易引发个体反应的刺激，与此同时，来自不明渠道的真假难辨的各类消息，例如"谁谁谁被隔离了，哪个小区被封锁了""方便面抢购一空，口罩已成稀缺物资""某某中成药能有效抑制病毒，各大药房已缺货"等，更是成为充满不确定性和模糊性的应激源。为了严格防控以避免疫情进一步蔓延，各地区纷纷启动重大突发公共卫生事件一级响应，各级单位/社区/学校按要求严格执行"日排查、零报告"制度。因此而形成的紧张地应对疫情的环境氛围同样属于应激源。除了整体环境的变化，每个家庭都要减少出门、取消聚会，在原本热闹的春节期间进入"隔离"的状态，这同样会对个体的心身反应产生一系列的影响。当然，在居家隔离的日子里，家人对疫情的反应同样成为应激源的一种，例如父母过于频繁地进行清洁消毒，对疫情防控进展的预期过于消极，或者反复要求家人进行体温测量，等等。

除了上述由疫情带来的一系列应激源以外，个体因应激源也会产生一些心身反应，例如因过度担心自己被感染而产生强烈的焦虑和恐惧，可能导致出现心慌、口干舌燥、身体出汗发热等身体症状。这些身体症状成为次级应激源，使得个体更加担心自己出现了被感染的征兆，并因此产生更加强烈的情绪和身体反应，进而不断发展和叠加，如滚雪球般形成强度更大的次级应激源。

总体而言，疫情带来的应激源属于客观现实，而次级应激源则由于个体对应激源的不同反应而呈现出个体差异性。对应激源的选择性关注和理性解读，影响应激反应的具体表现，同时也能有效控制次级应激源的产生。

第二节　疫情下应激反应的主要表现

面对应激事件，个体表现出的特异性反应属于适应性的正常反应，主要体现在情绪、躯体、认知和行为上。

一、情绪反应

在应激事件中，情绪反应是最容易被觉察也是最先被关注到的。在当前的疫情蔓延和防控过程中，个体的情绪反应主要表现为焦虑、恐慌、紧张、烦躁、易怒、多疑、沮丧、悲伤、无助、绝望、自责等。焦虑和恐慌是疫情发生后，大部分人最为常见的情绪反应。看着不断攀升的确诊人数，普通大众担心疫情是否可以得到有效控制；面对口罩、消毒用品等资源短缺，交通工具使用受限，大家也会产生焦虑和恐慌。

疫情中处于不同角色、不同情形下的个体，其情绪反应会有差异。对于确诊患者而言，他们可能会体验到强烈的恐惧，同时担心自己的病能否治愈；另外还担心自己的家人是否被自己传染，如果家人被传染，则会产生深深的自责和愧疚。隔离观察人员同样会担心自己是否被新冠病毒感染或亲属是否被传染，因为他们处于不确定的状态，所以焦虑感可能会更加明显。奋斗在一线的医护人员，面对大量的就诊患者及医疗物资的紧缺，也会感受到紧张和无助；面对患者及其家属的不理解甚至是责难，在受到不友好的对待时，还会体验到委屈、悲伤和难过。此外，此次疫情恰逢我国农历新年，致使许多人的出行计划受到影响，居家、限行、延迟休假等，有的个体因此表现出易怒和烦躁，稍有不适就会火冒三丈。

二、躯体反应

当个体长期处于应激状态，受不良情绪的影响时，其常常会出现肠胃不适、腹泻、食欲下降等躯体反应。疫情下最普遍的焦虑和恐慌等情绪，常常导致个体出现寝食难安、肌肉紧张等症状。如果晚上睡不好，就会导致白天出现疲劳、头痛、眩晕等，进而加重个体对于自己被感染的担心。长时间处于应激状态，还会引起内分泌紊乱、免疫功能下降，从而增加患病风险。

三、认知反应

面对不断发展的疫情，个体的认知反应主要表现为对疫情的灾难化预测、总是担心自己可能被感染、很难将注意力从疫情转移到其他事情上，甚至出现自杀的想法。由于此次疫情传播速度快，持续时间久，影响范围广，因而广大民众产生了一些灾难性的想法。例如，只要出现感冒症状就认为自己已经被新冠病毒感染，居家隔离就会导致自己破产、失业、无法顺利考学或完成学业，不幸被确诊为新冠肺炎就意味着周围的人会永远远离自己，等等。面对突如其来的疫情，人们还可能存在其他一些不合理的认知，例如，"作为医生，必须把所有患者都治好""只有时刻关注疫情的变化，才能避免被感染""在灾难面前，人是渺小无力的"，等等。

四、行为反应

为尽可能地减少感染新冠肺炎的可能性，在疫情防控过程中，个体在行为方面的反应主要表现为：反复洗手、消毒、就医；频繁检测体温；不断刷手机，了解疫情最新消息；过度饮酒、吸烟，暴饮暴食；生活规律紊乱；等等。例如，有些个体担心被新冠病毒感染，就不停地洗手、消毒；有些个体稍微出现躯体不适（例如，咳嗽、咽痛、打喷嚏），就反复就医；有些个体因无法顺利就医或没有被治愈，就对医生破口大骂，甚至大打出手；为了控制疫情的蔓延，大家被要求尽量减少外出，有些个体觉得无所事事，因此通过饮酒、吸烟、暴饮暴食来打发闲散时间。

面对新冠病毒引发的新冠肺炎疫情，大家表现出各种情绪、躯体、认知和行为上的一定程度的反应都属正常。但持续时间过久、程度过强，则会影响到我们正常的生活、工作、学习和人际关系。

第三节 正常反应和过度反应的区分

适当的应激反应是有积极意义的。比如疫情之下，人们的担心增多。这种担心是"正常人遇到非正常情境时的正常反应"，它提醒我们更加注意卫生、加强防护、远离人群，保证我们尽可能不被传染；在确实出现了发烧、干咳等症状的情况下，适当的担心也会让我们尽早就医、尽早治疗，以免耽误病情。

过度反应的识别可以用以下的例子来说明：小 A 偶尔感觉到头昏昏沉沉和喉咙痒，她看到新闻里描述的感染新冠病毒之后的症状，开始更多地把注意力放在自己的头部和喉咙上，而忽略了身体其他部位的感觉。越是关注身体某个部位，就越感觉那个地方有异样。小 A 对这些模糊的身体感觉有一些错误的解释：把体温小幅度的正常波动看作发烧，把每天醒来后的口干感与新冠肺炎症状等同起来。她在没有任何客观证据说明自己被感染的情况下就已经开始出现"自己一定是重症，已经传染给爸妈，自己被隔离后没人照顾爸妈"等灾难化的想法。对身体感觉作出错误解释、产生灾难化的想法，表明已落入"思维陷阱"。陷入思维陷阱，在没有根据的情况下坚定不移地相信它，这是过度反应的一大表

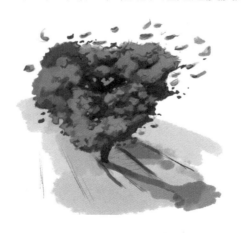

现。小 A 给自己的情绪做了评分：0 分是一点都不焦虑，10 分是非常焦虑。她给自己打了 9 分，并且一天之中醒着的时候一直维持在 7 到 9 分，担心的情绪和身体紧张感已经突破了她的承受能力，这种失控感也是过度反应的表现之一。在行为方面，为了确认自己到底是否被感染，小 A 这段时间的生活重心就是关注疫情。之前计划假期里看的书、上的网课、跟父母聊的天统统抛诸脑后。她反复刷手机、测体温的行为只是为了寻求内心的确定感，而不是在现实中改变自己的处境或者去做自己想要做的事。

我们可以结合前面所讲述的应激反应的表现，再对照小 A 的案例进行自我监测和评估，看看自己目前的心身反应是属于"正常反应"还是"过度反应"。还有一种简单的评估方法就是和其他人的反应进行比较。如果跟你处境相同的家人、朋友的反应都和你差不多，则说明你的担心非常正常，那就继续在家"圈地自萌"（在一个相对封闭的空间里，自己玩可爱），自娱自乐吧。但是，如果你出现了与小 A 类似的情况，掉进了思维陷阱里，让担心成为你日常生活的底色，无时无刻不在刷疫情相关信息，时不时去检查喉咙是否发干发痒、去量体温，对之前喜欢做的事也没了兴趣，甚至听到家人打个喷嚏都会担心一整天，这可能就是过度反应了。

（编写：王建平 李婉君 徐　慊 朱雅雯）

第二章

调控疫情下的
应激反应

认知行为疗法（cognitive behavioral therapy，CBT）起源于 20 世纪 60 年代初，是一套结构化、短程、着眼于当下的循证心理治疗方法，着力于解决当前的问题并矫正功能不良的想法和行为。认知行为疗法的基本原理是：不是事件本身而是我们对事件的看法（认知）决定了我们的感受（情绪／生理）和行为，当人们学会用一种更加现实和适应性的方式来解释事件时，他们的情绪／生理状态以及行为就更具功能性。其中强调了认知因素对情绪和行为的决定作用。

　　在全民防抗新冠肺炎疫情的情况下，个体会快速地对这个事件产生种种理解、评价、解释和预期，激活"想法"系统。"想法"系统会进而影响个体的情绪、身体和行为反应，并进入相互影响、交互反馈的循环中。本章从认知行为科学的视角，结合此次疫情的特点，帮助大家梳理疫情下出现的各种心身反应以及它们之间的交互作用；在此基础上分别针对想法、情绪、身体和行为这四个因素，提出自我调适的策略。

第一节 理解疫情下的个体心身反应

一、理解此次疫情的应激源性质

此次疫情的应激源的性质是"国际关注的突发公共卫生事件"（世界卫生组织定义），其突发和公共事件这两大特点值得我们关注。"突发"会给人以猝不及防的震撼，个体没有心理准备的过渡期，会感受到"被动地卷入其中"，生活的方方面面都受到影响；"公共事件"表明该应激源的辐射范围很广，涉及的是整个国家乃至全球，是群体性质，同时个体的自我掌控感也会受到强烈的冲击。

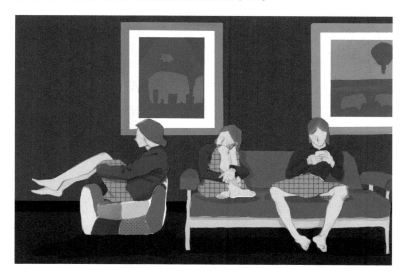

　　除了疫情本身就是威胁个体生命安全的重大应激源外，疫情在发生发展过程中还会伴随一系列的现实性问题，它们共同引发个体的心身反应。如：

　　1. 大量信息的涌入。在移动互联网时代，消息的传播具有媒介多、速度快、数量级大的特点，我们会收到各种和疫情有关的消息。比如一会儿看到不断增加的感染人数，一会儿看到有人转发"谁谁谁被隔离观察了"，一会儿又看到超市生活物品短缺的信息，等等。

　　2. 行程调整及单位／社区／学校的各种问询。由于假期延长和防控隔离的要求，原先的计划被打乱，开工、开学的时间都不得不调整；随着防疫措施的不断升级，单位／社区／学校也需要每日进行情况摸排。

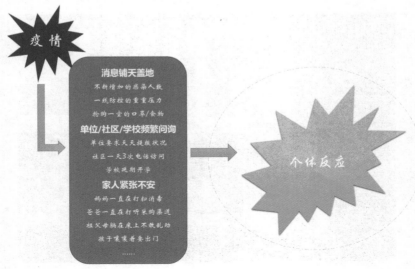

3. 身边人的行为和心理变化。比如父母可能经常打扫、消毒或转发各种消息，孩子嚷嚷着想要出门，等等。

以上这些大大小小的应激源不间断地"输入"我们的大脑中，给我们持续发送着"危险警报"。

二、重大应激源下个体的心身反应系统

我们的心身反应系统是具有自我调适功能的，这个调适功能既体现在维持日常各项机能的正常运转上，更体现在当个体面对应激源的时候能够快速做出响应以有助于生存上。面对应激源，我们会出现各种心身应激反应。

首先，所有外界信息都经由"我的想法"这个中央处理器，进入我们的内在系统。认知行为疗法认为，你如何解读外界信息和发生在你身边的情况，你拥有怎样的信念系统，决定了你的情绪、身体反应和行为反应。面对同样的应激源"新冠肺炎疫情"，不同个体的反应在具体表现和程度方面有很大差别。只要看看一个家庭中不同个体的反应，你就能比较好地理解这一点。

比如，同样是在家里自我隔离数日，有些人尚能做好日常生活的安排，认为按照防护要求去做是可以保证安全的，但是有些人则会忍不住想：我的呼吸好像没有以前顺畅，我肯定感染了。我的家人和我这么亲密，会不会也已经被传染

了？我的孩子这么小，被传染了就完蛋了！在这场疫情面前，我什么都做不了，只能听天由命。我肯定是运气最不好的那个。

那些会导致我们产生强烈而持续的恐惧、焦虑情绪的想法，几乎都掉进了"高估危险性""低估个人应对能力""灾难化结果"的思维陷阱。那些原先就过度敏感、过于担心的人可能会受到此次疫情更大的影响，因为他们的思维中可能潜伏着以上三大类陷阱，更易被负性应激源唤起强烈和持久的反应。

当上述种种想法出现时，"我的情绪"自然就会随之波动变化。有时候，会感到害怕、恐惧、内疚、担心、无助，甚至愤怒；有时候则会非常感动，感到充满希望，有满满的正能量。疫情之下的情绪反应是很正常的，重要的是我们要把情绪看作反映我们内在主观状态的一支"温度计"，通过测量，评估我们的情绪波动是否过于强烈和过于频繁。情绪不仅是反映我们内在主观状态的"温度计"，能够使我们感受到、觉知到内在状态，也是一个"发动机"，会驱使我们做出一系列行为来进行应对。

身体反应和情绪反应是一对孪生姐妹。身体反应总是伴随着情绪产生，比如焦虑时自然会呼吸急促、心跳加快。此外，机体本身是一个内稳态的平衡体，会有自然的波动和起伏，偶尔出现轻微失眠、心慌、出汗、燥热等反应也是正常的。

但是，在疫情之下，"我的身体"的反应会因为过度关注而被增强或放大。比如，在情绪的作用下，人们容易用放大镜去寻找身体反应：我刚才咳嗽了一下，我好像头疼了。之前这些信息可能不会被注意到，而现在被关注、被放大了。放大的身体反应进而又会被"我的想法"解读为威胁信号，从而引发更强烈的焦虑情绪和更明显的身体反应。

情绪会驱动"我的行为"。受情绪的驱使，我们可能出现过度查看信息、反复测量体温、反复检查口罩、疯狂采购物资，或是回避与家人交流、始终躺在床上等行为。这些过度行为的功能都是类似的：为了回避太过焦虑或恐惧的情绪。人类个体的行为原本是具有自我调适功能的，但受到强

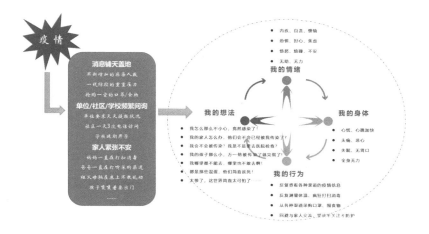

烈的恐惧、担忧等情绪驱使时，会表现得"过度"，反而成为"失功能"的。长远看来，这些过度的行为不仅不能解决你的情绪问题，反而会让你的恐惧、担忧等情绪维持或加重。

总之，当遭遇应激源时，我们的想法、情绪、身体和行为会这样互相影响，形成一个循环；越强烈的应激源，引发的个体心身反应越强烈，带来的震荡越大。因此，在新冠肺炎疫情这个重大的现实性应激源下，我们首先要理解自己心身的种种反应，清楚它们都是因我们的生存系统、自我保护系统被应激源激活而产生的一系列正常反应。其次，我们也需要看到，由于个体的信念系统、认知系统不同，在同样的刺激面前，不同个体的反应形式和强弱程度仍然有很大的差异。因此我们在理解和接纳正常范畴内的心身反应的基础上，更需要辨识出自己是否存在过度反应，是否存在那些给我们带来功能紊乱的反应，从而做出有针对性的调整。

第二节 掌握科学的自我调适方法

疫情下我们产生的各种心身反应，是人类面对威胁生命的、模糊的刺激时产生的应激性反应。目前，新冠肺炎疫情

防控进入关键期，如何在这种现实背景下，更科学地进行自
我调适，增强自身的心理免疫力呢？

结合认知行为疗法的干预原理，我们总结了以下"四步
调适法"。

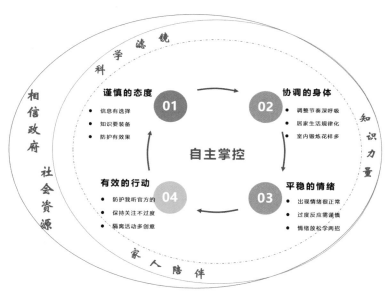

一、用科学做滤镜，以知识为力量，对现实
应激源采取谨慎的态度

针对现实应激源，我们首先要采取"刺激控制"的策
略，对引发我们反应的"罪魁祸首"多一些科学的了解，快
速学习一些科学的知识。新冠病毒与 2003 年的 SARS（重
症急性呼吸综合征）病毒是一个家族，的确有较高的传染

性，需要我们关注和警惕，并做适当的防护，但是其毒性比SARS 病毒要低，加上我们有了抗击 SARS 的经验，相信抗击新冠病毒是有方法的，只是需要一点时间。新冠病毒与流感病毒比较，尽管流感病毒的毒性和传染性都比新冠病毒低，但是每年因为流感死亡的人数也是不少的。流感病毒也是病毒，也一样没有特效的药物，但是我们不会恐惧。如果我们对新冠病毒的了解越来越多，关于疫情的信息披露越来越科学透明，再过一段时间抗击新冠病毒的疫苗研制成功，那么我们的焦虑和恐惧会有怎样的变化呢？

把"刺激控制"这一点放在首位的原因是，刺激是引发我们心身反应的源头，如果这个源头被消灭了或被控制了，我们的各种心理的、身体的反应便会随之减弱，逐渐回到原有的规律和常态中。发生新冠肺炎疫情这段时间以来，随着我们对应激源的科学了解程度的加深，当我们意识到外在刺激的影响比我们想象中要小的时候，或我们得到的各种信息比开始时要积极的时候，个体的掌控感就会增强。此外，了解更多科学知识，才能够做出恰当的反应，采取更有效的防护措施。比如，患肩周炎时，我们可能因为疼痛而不想活动，但这样反而令情况更严重，所以越疼越要活动，这样暂时疼的行动带来的是肩周炎的康复。此外，当我们具备科学的知识时，我们的想法就能"去灾难化"，我们就能恰当地估计和评判我们面对的应激源到底有多厉害，相对客观地反映外在事实，从而让我们的心身系统保持在一种功能适应良好的状态，我们也才能有一个行为"参照"，来衡量所做出的应对是否正确和恰当。

总之，我们需要有选择性地获取信息，谨慎地看待我们的想法。我们要从科学的角度过滤自己的想法："我的这个想法有什么依据吗？背后的依据科学吗？我看这么多消息，担心这么多，对我有什么帮助吗？"如果想法没有依据，没有帮助，我就可以不相信我的想法，或者我可以有这个想法，但不一定听它的话。归纳为一句话就是：信息有选择，知识要装备，防护有效果。

二、尽早恢复生活的规律，保持身体状态的协调，"该干什么就干什么"

当前新冠肺炎疫情破坏了最简单的生活常规，改变了原先家人相处的模式，破坏了生活的结构（life structure），从而也就会扰乱我们的心理功能。而日常的生活结构可以将我们流动的心理状态放在有框架、有秩序的"格子"里，按部就班，人们就会变得比较安心和稳定。

针对目前的情况，建议尽快回到原先的生活节奏中，用适合当前生活现实的方式恢复生活秩序，如维持稳定的生活作息、保证良好的用餐规律、进行时间规划等。当因疫情不得不做出改变时，及时进行灵活调整，利用好网络、视频，尽量保持和疫情之前的生活节奏相似，做好相应的防护，剩下的就是"该干什么就干什么"。

当身体反应过于强烈时，我们可以使用放松技术，网络上有许多类似资源可以获取。平时的居家生活要更加规律化，可以进行一些室内的锻炼，使我们习惯各种身体反应，避免过度关注和夸大。

三、客观评估情绪变化，区分有用和无用的焦虑，调整过度的反应

焦虑是一种有保护功能的情绪，有助于我们保持警觉，提升行动力，但是长时间高强度的焦虑会影响我们的生活，所以我们要正确理解和对待焦虑。在这么大的应激事件下，有情绪波动是再正常不过的事情，这也是人类的一种保护措施。适当的焦虑情绪能帮助我们保持对疫情防控的重视，采取恰当的防护措施。不过要警惕过度的焦虑情绪，例如当你出现被"焦虑"淹没和捆绑的感觉时，你什么都做不了，时刻处在担心各种可怕的事情发生等状态中，这时你需要学习和使用一些简单的调适技巧。

针对弥漫的焦虑情绪，你需要建立一种理念：持续的焦虑和担忧是可以进行量化评估的，是可以掌控的。比如

0 ～ 100 分，50 分是中度，给自己的焦虑程度打一个具体的分数；然后隔一段时间，再给自己打一次分数。及时的量化和评估是调控情绪的第一步，可以帮我们从情绪的旋涡中跳出来，看清真正发生了什么。我们每个人都生活在感受的世界中，这种量化的方式可以让潜在的情绪显形，找到弥漫感受对应的真正的事实（周边发生的事情，或者获得的信息）是什么，从而才能做出有效的应对。

针对本次疫情，我们知道新冠病毒传染性强，没有特效药，这的确是事实，但是病毒不可能满天飞，需要有接触、有传播途径才会传染，这也是事实。因此，我们要了解清楚病毒源和传播途径，做好防护，调适好心身状态，增强免疫力，这些是我们可以控制的，也是我们可以做到的。但是也存在这样的情况：即使知道自己的感受（包括想法）与事实不符，也知道自己被感染的可能性不高，但还是会觉得很焦虑恐惧，没法控制；或者明明知道其实危险因素离自己很远，但仍然控制不住焦虑。这种反应产生的原因是太相信自己的想法了，没办法看到具体的事实。当夸大了现实的危险时，人们自然会恐惧和焦虑，随之就容易产生一些过度的行为，影响到自己的正常生活。这相当于过度的免疫反应，不但把病毒杀死了，也把更多的正常细胞杀死了，因此病情不但没有好转，反而加重了。这些不当或冲动的行为或许可以使恐惧的情绪暂时得到缓解，但是长期来看症状却更严重了。出现这种情况时，如果能够自控，建议自我帮助或寻求亲朋好友的帮助；如果到了难以自控的程度，就要及时寻求专业帮助。

四、采取有效应对措施，家人相互支持，积极寻求社会资源和专业帮助

如果发现自己大部分时间花在关注疫情信息、上网搜索、反复确认等方面，则需要适当地减少这些行为，比如限制自己看手机的时间，如果需要的话可以试着让家人帮助管理手机。此外，要保证有一定量的、多样的活动。活动能让我们及时获得环境的反馈，这种反馈对于愉悦感和掌控感的提升有很重要的意义。此时我们有机会和家人长时间亲密地待在一起，可以做一些平时想做但没有时间做的事情，这本身就具有疗愈的作用。

然而，心理治疗遇到现实问题的时候，就不仅仅是调整心理的问题了。现实问题引起困扰时，首先考虑处理现实问题，如果是环境引起的就先改变环境，改变不了再进行适应。环境越恶劣，反应越强烈。在重大应激源面前，出现各种心身反应都很正常。换句话说，不要怕症状（各种负面情绪或身体的不适反应）出现，而要关注症状是如何发展的，有没有发展到无法控制的程度，要关注症状的维持，是否影

响到生活、学习、工作。

如果以上该做的都做了，恢复到正常生活状态后还是持续焦虑，总是感觉到各种身体异样症状，坐卧不宁，甚至产生程度比较高的焦虑感，导致自己做不了什么事情，或者产生一些强迫症状（如反复长时间洗手等），影响到了个体的社会功能，则需要及时调整和进行早期干预。建议拨打心理热线电话，但是要对热线电话有合理的期待，当前的热线和常规的咨询性质不同。心理热线此时的主要功能是提供共情、倾听、支持和陪伴，缓解当前的焦虑情绪，帮助个人对刺激的反应进行选择，更好地应对危机。

总之，在新冠肺炎疫情防控的关键时期，我们可以从认知行为科学中获得有效自我调适的积极启发，笔者将其总结为"新冠肺炎疫情下的个体心身反应及应对模式图"。

在具体操作上，请记得：保持谨慎的态度，在科学的滤镜下，筛选符合事实（真正的事实）的信息；借助知识的力量来快速装备自己，学习正确认识新冠肺炎，学习辨识心身交互反应，进而协调心身，稳定情绪；相信国家在灾难面前的应急反应能力，提醒自己积极乐观，疫情只是暂时的；必要时及时寻求帮助，挖掘可以利用的资源，在家人的陪伴和社会的支持下采取理性的和有效的行动，同时也可以为他人提供帮助。

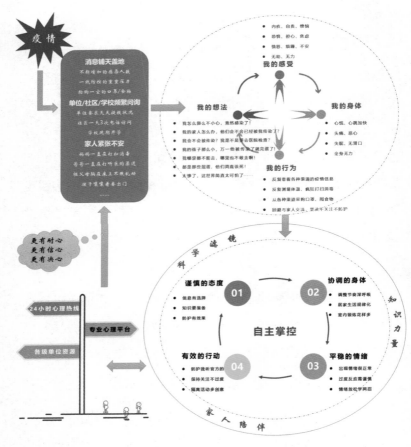

（编写：王建平 李婉君 徐 慊）

第三章

全面应对疫情下的心理变化

每日激增的被感染人数，新冠病毒的迅速传播，让不得不主动或者被动隔离的群众出现了一系列的应激反应，也让人们的生活方式及对世界的认知发生了一系列改变。接踵而来的负面情绪、宅在家里导致的糟糕的人际关系、令人困惑不安的社会信息，都令我们手足无措，失去对自我、他人与世界的掌控感。

　　本章将从以下三个方面来展开：

　　（1）疫情下，人们往往出现哪些典型的情绪问题？可以采取哪些有效的手段来缓解？

　　（2）特殊时期的各种关系，特别是家庭关系会凸显哪些矛盾？如何解决？

　　（3）危机下的社会不安现象是正常的吗？我们是保持独立还是跟风盲从？

　　本章采用问答的形式，帮助你了解相应的应对方法，使你更好地回归正常的生活。

第一节　调适自我心理

1　买不到口罩和酒精很着急，怎么办？

最近大家聊的基本都是"疫情"。聊疫情，必然离不开聊防护，于是"口罩""酒精"成了所有聊天内容中的关键词。"口罩、酒精从哪里买？什么样的口罩才有防护效果？酒精浓度多少算有效？"这些成了大家最关心的问题。但随着新冠肺炎疫情的扩散，口罩和酒精供不应求，不仅药店买不到，"万能的"网上购物商城也不再万能，一时间很多人慌了神。

例如有一位网友在微博上写道："听说外面买不到口罩和酒精了，家里有口罩但是没有酒精，真让人着急！着急到睡不着！现在疫情这么严重，这么多天没敢出过门。前天出去买酒精还是没买到，回家后我洗手洗澡洗全身上下所有的衣服，还是怀疑有没有洗干净！现在过去几天了，还在怀疑

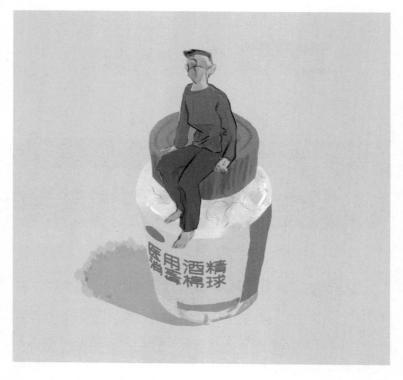

自己有没有携带病毒回家！"

　　如果我们产生了类似于这位网友的"着急"的感觉，并且已经持续了一定时间，影响到了正常的生活，我们就要警惕自己的心理健康是不是出了问题。很明显，这位网友焦虑了。焦虑是人的一种心理功能，它可以让人在面对困难、危险或障碍时提高反应能力和专注力，以便更好地去解决问题。但过多或过度的焦虑会带来不适感，也会因为注意力狭窄或过度反应而出现进一步的情绪泛化和躯体化反应，会对我们的心身健康造成很大的影响。

面对这样的情况，我们首先需要区分是现实物资真的缺乏还是内心焦虑。因此需要明确一个问题：买不到口罩和酒精，是家中真的没有可用的了，还是目前家里备用的较充足，但是依然着急？

1. 觉察焦虑是否具有客观性。问一问自己：哪些焦虑来源于现实，哪些焦虑来自想象？哪些是合理的，哪些是夸大的？哪些是有意义的，哪些是无意义的？

面对口罩和酒精脱销，如果我们家中确实没有可用的了，并且又不得不出门，那么确实会产生焦虑，这样的焦虑显而易见是现实的、合理的、有意义的。这样的焦虑会促使我们积极地想办法去解决困难。比如，可以找亲戚朋友临时借用一些，或者上网搜索科学可信的办法暂时应对一下，尽量做到少出门或者不出门。同时，我们看到现在全国各地都在加急生产口罩、酒精，相信很快就能保障供应。

但是微博上那位网友的焦虑和现实的关联性却并不密切。在没有现实依据的情况下，他有很多消极负面的想象，使得自身的焦虑愈发严重。这样的焦虑就有些脱离心理正常范围，有些过度了，这就需要下一个方法了。

2. 面对过度的焦虑，我们还要去有意地分散注意力。当我们陷入高度警觉状态时，我们会变得注意力狭窄，思维转换也变得不灵活，于是我们更容易去留意引发我们焦虑的事物或情境。面对新冠肺炎疫情，每天不断地关注负面消息，会让我们的注意力和情绪陷入"沼泽"。为自己制订一个可执行的日程计划，将有助于我们分散对疫情过度集中的注意力，有效缓解焦虑等各种不良情绪。这段时间，可以在家多做一些有意义的事情，比如和家人一起观看影片、研究美食，或者做做家务、读读书等。

充分觉察自我，保持客观精神，利用心理学知识了解我们的心理状态哪些是正常的，哪些是异常的，避免草木皆兵，让我们大家一起努力，以健康的心态期待疫情的结束。

（编写：王 璐）

总忍不住看疫情消息，一咳嗽就担心被感染了，怎么办？

在新冠肺炎疫情这个非常时期，频繁刷相关信息会让人紧张，稍有发烧、咳嗽更会让人胡思乱想。在突发事件面前，一旦身体有一点异常，就容易产生情绪的起落，甚至会

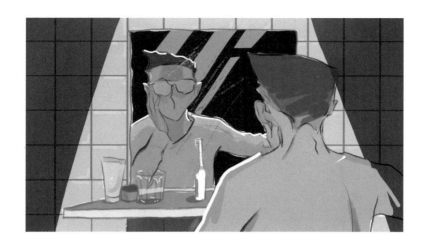

出现过度的害怕、恐惧、焦虑和紧张。我们可以采用心理学认知行为治疗中的方法识别情绪、调整想法、改变行动。

一、识别情绪

觉察你的负面情绪，了解它背后的想法是什么。从积极方面看，这样的情绪，也是一种保护，有助于我们调动机体的警惕性，做好各种各样的防范，重视躯体的感受和症状。但是，如果这样的情绪强度过高或者持续的时间过长，就会给大家带来消极的体验，过度的恐惧、焦虑甚至会影响我们的正常生活。我们要做的不是去除这些情绪，而是更好地理解并宽容地对待它。

二、调整想法

认知行为疗法认为，影响我们情绪的是我们对人、事件或者环境的解读，而不是人、事件或环境本身。引发我们负性情绪的大多数想法与现实是有偏差的，我们叫它功能不良的认知。因此，需要找到功能良好的认知去代替功能不良的部分。回到"一咳嗽就担心被感染了"这个问题上，我们是不是也存在功能不良的认知呢？

咳嗽其实是一种非常常见的呼吸道症状，是由气管、支气管黏膜或者是胸膜受到炎症、异物或物理（比方说冷热交替）、化学等的刺激引发的。事实上，咳嗽有排出呼吸道异物和分泌物的作用。咳嗽有很多原因：由于职业的原因，很多老师患有慢性咽炎，经常会咳嗽；有些人运动后会咳嗽；吃食物的时候不小心被呛到，也会引发咳嗽；气候干燥不适，也是咳嗽常见的诱因之一。

当然，这次的新冠肺炎也可以诱发咳嗽症状。但是我们应当看到，新冠肺炎的临床症状可不仅仅是咳嗽，它的主要症状是发热、乏力和干咳等，当然也会有一些不典型症状。

了解了以上知识，请你再想一想：最近你接触了新冠病毒的传染源吗？近期要求居家，你有没有按照要求不出门？不得不出门的时候，你做好防护措施了吗？现在天气较冷，在开窗通风的时候你有没有注意保暖？如果没有接触过传染源，日常防护措施到位，那你的担心就是过度的。

退一步说，如果真的被感染了，我们可以怎么办？可以就近去医院发热门诊接受治疗。现在全国都很重视防控疫情，各地也都有很好的治疗条件，按照医生的方案配合治疗，保持乐观情绪，正常情况下都会康复。目前死亡人数占比很小，痊愈人数在不断上升。已有的死亡病例，患者大多年龄偏大并伴有基础性疾病。暴发的疫情是现实，我们无法改变，而保持什么样的心态、做些什么努力是我们自己能掌控的。想想此时什么样的做法对我们帮助最大，比较一下收益成本，做出选择。经过比较你会发现，结果没有你想的那么糟糕。

三、改变行动

1. 记录下刷信息的频率，然后适当地加大间隔，制定出刷信息的时间表。比如，将你刷信息的频率从开始的时时刻刻都在刷，降低到两小时看手机一次，每次十分钟。记得提醒自己：就算短时间内不刷信息，也不会耽误什么，频繁刷只会让我紧张，没有什么好处。也可以写个便条放到手边，提醒自己不到设定时间不看手机。看手机时，多关注正规官方渠道的信息发布，尤其重点关注一些重要可靠并能给我们以力量的媒体。一天下来，如果你超过一半的时间可以坚持这样的频率，那么试着进一步延长不看手机的时间。

2. 减少对身体症状的过度关注。当我们过度关注躯体感受的时候，即使身体没有异常，也会产生一定的不适感。你可以试着把关注点放在以下这些事情上。

- 丰富疾病相关知识：了解新冠病毒的一些常识，比如新冠病毒的性质、传播方式，减少出门，出门时规范佩戴口罩，尽量不去人口密集的地方。

- 保持正常的生活作息：保证充足的睡眠，合理安排饮食，多吃新鲜水果蔬菜，肉蛋等食物要加热至熟透。

- 寻求身边资源：和家人一起研制菜谱，做些美食，多聊聊天。

- 培养自己的兴趣爱好：在网上看电影，或者看书，记录一些美好的事情，用写日记的方式把自己的心情写出来。

当你把更多的时间放在日常生活中，你会发现，最初的紧张得到了有效缓解。

（编写：李雄姿　米　多）

3 看到网络上的消息，我很愤怒，怎么办？

　　每天，关于新冠肺炎疫情的消息满天飞，很多人看到这些消息，非常愤怒——有人觉得最初武汉市政府有意隐瞒了疫情；有人觉得 500 万武汉人"胜利大逃亡"像给全国人民发送了 500 万颗炮弹；而那些不幸被感染的人觉得医院医疗资源不足，政府干预不给力……那么，我们为何会如此愤怒呢？

一、我为何愤怒？

　　一般情况下，个体口头上受到侮辱或威胁、行动上受到阻挠、身体上受到侵害时，便会产生巨大的愤怒。结合当前疫情，我们来分析一下我们如此愤怒的原因。

　　1. 应激下的正常反应。本次疫情看不清摸不着，来得突然，人们毫无心理准备，惶恐不安，可能出现各种心理和躯体应激反应，比如警觉性提高，对疫情信息非常敏感，易激惹，无缘无故地发脾气，对人怀有敌意，甚至连自己也意识不到为什么如此，常常会有攻击性行为。

此外，人们对新冠病毒的认识不足，且不知疫情要持续多久，面对这种未知性、不确定性，人们的安全感和掌控感受到威胁，产生死亡恐惧和无能为力之感，并进一步导致愤怒，比如对地方政府、武汉人、医护人员等进行各种吐槽、指责和抱怨。由于不能按时返工，不能挣钱养家，无法自律地学习，无法按部就班地生活等等，人们甚至对自己不满。所有这些都是应激反应的正常表现。

2. 过去创伤引发无法平息的怒火。实际上，愤怒是次级情绪，其根源情绪是羞耻、愧疚和恐惧。那些内心受过严重创伤的人，往往更易激惹，甚至会暴怒（rage），比如贬低对方、大声呵斥等。那么，平常不会如此愤怒的人，何时会如此暴怒呢？——当有人触碰到他的"威胁报警器"（过去创伤所形成的地雷）时，他的脑内就会"铃声大作"，发出"那家伙是敌人"的警报。很多时候，人们"诋毁对方"便是出于这种愤怒，有时甚至会完全失控。由于不懂自己的创伤何在，这些人对于自己这种失控的言行，多半只知道"我很容易生气"，无法看到愤怒背后的缘由。

二、我如何应对？

根据贝克的认知行为理论，认知、情绪与行为三者互相影响，形成正性或者负性循环。因此，我们可以通过以下方法缓解愤怒情绪。

1. 加强对自身情绪的监控。及时地量化和评估情绪是调控情绪的第一步，可帮助我们从愤怒情绪的旋涡中跳出来，让潜在的情绪显性呈现，看到事情真实的一面。我们可以学习对自己持续的愤怒进行量化评估，比如 0 ～ 100 分，50 分是中度，给自己的愤怒打一个具体分数，然后每隔半个小时给自己打一次分数。

2. "让愤怒飞一会儿"——接纳自身的愤怒。应激反应是应对非正常事件的正常反应，在重大危机面前，每个人都会出现不同程度的应激反应。所以，你焦虑、恐慌、愤怒，都是可以理解和接纳的，这需要时间来平复，三分之二的急性应激障碍可以在 1 个月内自愈。

此外，愤怒本身也有积极意义，比如使我们觉察内心愿望没有被满足、追求被公平合理地对待、希望获得控制和乐观的感觉等。心理学家艾耶·古罗·勒内说："我们必须要倾听自己的愤怒，因为它能帮助我们保持个性的完整。"所以，我们可以通过愤怒进行更多的自我觉察。

3. 适度表达愤怒。保罗·奥斯特说："表达愤怒的好处远远不止是出了口恶气。其可贵之处是重建自己和自己、自己和别人的关系。"我们可以与身边亲人好友交流，疫情面前，他们也有类似的感受。当你意识到这一点时，会极大地减少你本身的愤怒情绪。通过倾诉、表达、宣泄，我们的情绪就会得到适当改善。

4. 减少负性信息刺激。接受过量信息会导致大脑的超负荷运转。关于疫情，网上有诸多谣言，难辨真伪，过多负性信息，会增强负性情绪。因此，我们可以将每天查看疫情动态的时间控制在一个小时内，且只看官方信息。

5. 保持积极思维。影响我们情绪和行为的，不是事件本身，而是我们对事件的看法。因此，我们可以通过改变歪曲认知，从而改变负性情绪与消极行为。随着人们对新冠病毒的认识越来越多，政府干预越来越多：2020 年 1 月 23 日，毅然对武汉"封城"；在极短的时间内建设火神山医院、雷神山医院；解放军接管武汉地区担负抢救任务的 15 家重点医院所有防护用品和医疗器械、设备的供应等等。一些武汉人在"封城"之际离开，虽然非常不妥，但这也是其应激反应和逃生本能。由于起初疫情没有得到有效的评估，加上春节大迁移，病毒传染速度之快、范围之广，超出想象，要筛查、隔离疑似者，治疗确诊者，任何一个国家的医疗物资都必然短缺，而当前，我们的政府已经在积极干预，情况已大为改善。所以，看到事情的积极面，我们的愤怒能得到有效缓解。

6. 增强掌控感与愉悦感。我们可以多做一些能增强自己掌控感和愉悦感的事情。比如：稳定的作息习惯，既能使机体得到充分的休息，保持精力充沛，也能增强个人内在的稳定性与确定感；通过适当的室内运动，大脑会分泌更多多巴胺，使人产生愉悦感，并提升自我效能感和掌控感；遥遥无期的等待里，不妨安心读书、听网课，好好陪伴父母，加强与同学朋友的交流；等等。

7. 积极寻求专业帮助。你需要主动觉察过往经历特别是某些创伤事件带给你的恐惧感、羞耻感、愧疚感、愤怒感等，并勇敢面对，积极调节。如果你的愤怒情绪已经引发严重的心理问题或明显的躯体症状，甚至有伤人伤己倾向，建议寻求专业的指导和帮助。

（编写：李　艳）

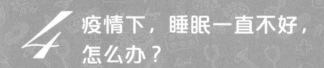

4 疫情下，睡眠一直不好，怎么办？

新冠肺炎疫情的暴发正值春节假期，多种因素会让本来没有失眠困扰的人出现睡眠困难：节假日和推迟上班导致了

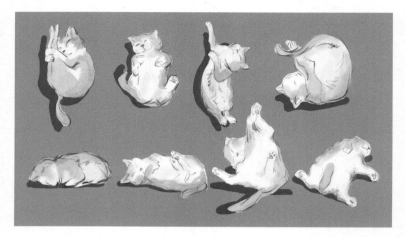

作息不规律，不能按时起床；因为疫情而紧张担心，导致入睡变慢，夜间易醒，甚至偶有噩梦；宅在家导致体力消耗下降，随意的打盹，使得睡眠驱动力下降。无论是因为什么，都不用太着急。这种暂时出现的睡眠困难，可以通过调整与睡眠相关的行为和一些放松练习来得到缓解。

首先，调整睡眠需要你认真执行下列行为原则。

1. 每天早上都在同一时间起床，即便是周末或者不用上班，也不要赖床，这是首要原则。无论你之前一晚睡了几个小时，睡得好不好，都要按时起床，只有保证了固定的起床时间，才能逐渐建立固定的入睡时间。你可以在一周七天里设定同样的闹钟，听到闹钟醒来后，尽量在 15 分钟之内就离开床。醒来多伸几个懒腰，多打几下哈欠，有助于你做到这一点。

2. 在不影响安全的情况下，白天要避免午睡或者补觉。睡眠驱动力是在早上醒来之后就开始不断积累的，白天午睡会让睡眠驱动力下降。如果你没有类似开车这样需要精神饱满的活动，就不要在日间午睡或者打盹。

3. 如果尝试入睡或者夜间醒来后超过 30 分钟都没有睡意，那就离开床，到卧室之外的其他地方放松一下。要做到这一点很难，大家总觉得再"努力一下"可能就会睡着了，其实这往往事与愿违，在床上保持清醒的时间反而增加了，让身体和大脑学会将"床"与"清醒"联系起来。不如利用这个时间，去做一些自己喜欢又不兴奋的事情，等感到有睡意再回到床上。如果你觉得夜间下床不安全，那么至少要在床上坐起来，而不是干躺着等待睡眠。

4. 不要在卧室和床上做与睡眠和性生活无关的事情。如果平时有在床上躺着刷手机或在卧室、床上办公学习的习惯，要尽量改掉。特别是因为疫情，不得不在家进行远程办公和学习时，更要注意这一点。如果你的住所难以分隔出单独的起居室，请至少安排一张小桌来进行吃饭、休闲、工作等日常生活。

5. 如果睡前容易紧张，涌现各种担心的想法，请把它们写下来。睡前的情绪起伏，无论是紧张着急，还是沮丧伤心，都会让大脑处于兴奋状态，导致入睡困难。你可以给自己准备一个笔记本，找一个在白天或者傍晚的固定时间，用 10～15 分钟把自己的担心和焦虑写下来。当你睡前再次感到思绪难以平静时，就提醒自己："我今天已经写下了这些烦恼，该睡觉了，其余的担心明天白天再继续。"

6. 不要在睡不着的时候不停地查看时间。试着把闹钟或者手机放到伸手够不到的位置，以免不停看时间让你更加焦虑。

大家可能会认为，能睡够 8 小时，才是合格的睡眠；头沾枕头就睡着，才是正常的入睡速度。其实，我们每天只需要睡到精力体力恢复即可，而对于多数成年人来说，能在 30 分钟之内睡着，都是正常的，"秒睡"反而不是常态。下面，给大家介绍几种有助于入睡的小练习。

1. 数息法。数息法，就是在进行腹式呼吸的时候，通过数"呼气"的次数来放松身心，诱导睡眠的发生。

先采取平躺的姿势，闭上眼睛。试着刻意地收紧一下腹部，先呼出一口气，就像是让身体里的空气从腹部被挤出去一样。慢慢地深吸一口气，感觉小腹微微隆起；再慢慢地呼出一口气，感觉小腹轻轻收缩，同时数 1。每次呼气的时候在心里数数，吸气的时候不数。如果你对呼吸的感觉不是很明显，可以试着把一只手放在小腹上，每次感到手在回落的时候，就数 1 个数。从 1 开始，数到 20，然后重新回到 1，再数一遍。如果在这个过程中走神了，没有关系，这很正常。如果还记得刚才数到了哪里，就继续数；如果忘记了，就重新从 1 开始。

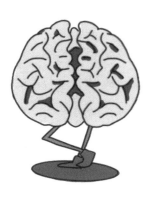

数数的作用，是帮大家把注意力放在呼吸上，专注会带来平静，让大脑从奔涌的念头中停息下来。

2. 矛盾意向法。当我们难以入睡的时候，如果大脑专注于保持清醒，而不是专注于"赶紧睡着"，那焦虑感会自然下降。矛盾意向法就是给大脑提出一个否定的指令，实际执行的结果是其中的肯定部分。

当你尝试入睡时，请先睁开双眼，把目光柔和地停留在一个固定的位置上。保持眼周肌肉的放松，同时尽量尝试不去眨眼，然后在心里对自己说：千万不要马上睡着，千万不要马上睡着，千万不要马上睡着……持续这样去想，可能用不了多久就会睡着。

3. 渐进式肌肉放松法。疫情之下，会有很多朋友感到难以放松，而身心放松才是入睡的关键。当你尝试入睡时，你可以平躺在床上，从头到脚，来一次肌肉先收紧再放松的练习。这个主动收缩肌肉的过程，能让你更容易体会到放松的感觉。从头部开始，用力上提眉毛，收紧前额的肌肉 3 秒钟再放松，然后沿面部向下收缩眼周肌肉 3 秒钟再放松，用同样的方法收紧脸颊、下颌、颈部、双肩、双臂、躯干、髋部、大腿、小腿、脚面一直到脚趾。如果你对具体怎样收缩感到难以操作，可以在网上搜索"渐进式肌肉放松"的视频看一看。

4. 正念冥想或温暖意向法。你可以试着搜索"身体扫描"的音频，在尝试入睡的时候跟随引导做一做。如果找不到合适的引导音频，则可以想象自己的注意力正在缓慢匀速地从头到脚扫描自己的身体，每到一处就觉察那里的身体感受，没有明显的感受也没有关系，知道自己正在觉察，就是一个放松安定的过程。你也可以想象自己正处于一片温暖的海滩，或者是暖洋洋的温泉，自己的身体在舒适温暖的环境中自由地松弛伸展，末梢的血液循环更加充分。经常练习，对你的入睡也有帮助。

最后，建议大家利用这段时期，改善自己的生活习惯，让睡眠长期保持良好的状态：醒来之后，尽早晒晒太阳；睡前 3 小时之内，不做剧烈运动，不吃难以消化的食物；睡前 40 分钟之内，不玩手机不打游戏，用放松身心的练习或者是看书听音乐来替代这些活动。

疫情过后，当你能自由外出时，别忘了多做些有氧运动。每天走上 1 万步，持续 4 周，也能很好地改善睡眠。

（编写：王 萍）

5　情绪低落，觉得做什么事情都没有意义，这是怎么回事？

　　疫情持续一周后，独自在家的丽丽陷入低落的情绪中：被迫宅在屋里不知道哪天可以出门；和父母分隔两处不能见面；分明想看看书、听听歌，却怎么都提不起兴趣。每天透过窗户看着人流稀少的街道和偶尔静静开过的汽车，丽丽觉得做什么事情都没有意义，想着想着，眼泪就不知不觉掉下来。

　　值得明确的是，在这次公共卫生事件中产生的应激反应，如焦虑、恐惧、沮丧、抑郁等情绪都是合理的，但如果影响到心理功能的正常发挥，就需要关照了。"无意义感"这种弥散性的感受和体验里，掺杂了很多复杂的情绪。这些复杂的情绪，一般是由某些消极认知（念头、想法、评价）引起的，比如"疫情越来越重，不知道什么时候结束，工作也会受到影响，感觉不会再好了""看着别人都在为疫情出力，我却什么都做不了，感觉自己挺没用的"等等。这些消极认知进而引发了功能不良的状态和行为，比如懒散在床、无聊地刷屏、做事拖延、不与人交流等等。而陷在这些

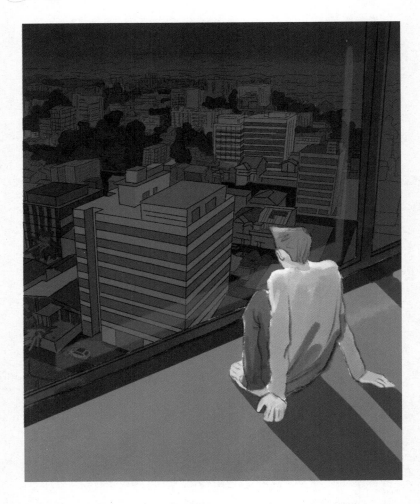

消极状态和行为里，势必会进一步加重对自己和周遭的不良评价和感受，觉得做事情更加没有意义，进入状态更差的循环里。

那么，如何调整这种情绪低落带来的"无意义感"呢？

首先，澄清这种"无意义感"背后的想法。这里有四个问题值得我们一起澄清：

1. 确认此次疫情中自己在经历生活中哪些具体情境的冲击。

2. 觉察面对疫情时内心出现的典型感受或情绪有哪些，命名这些感受或情绪，并评估受它们困扰的程度（轻、中、重）。

3. 识别在每一种感受或情绪的背后潜伏或流动着的是怎样一些想法或念头。

4. 反思那些想法或念头是怎样影响情绪进而驱动自己出现不同的状态与行为的，以及这次疫情给自己带来的好处和意义是什么。你会发现我们存在的意义感不单单取决于外在发生的这些事情或具体所处的环境，而是更多来源于面对这些情境时我们对自我、他人和这个世界的认识与应对方式。所以，在对外力无法掌控的情况下，化解这种"无意义感"也就有了清晰的方向。试着去寻求你身边的人的支持，以他们理解的方式告诉他们你的情况。

可能有些人会无法理解你的低落，但同样也有很多人愿意倾听，关注你到底怎么了。我们都有脆弱的权利，这不可耻，也不会让他人倍感负担，就像别人难受的时候你会愿意陪伴他们一样，你周围的人也会愿意尽他们所能帮助你。

　　如果你周围有人告诉你他感觉做什么都没有意义了，别急着评价或者给方法，这样会引发进一步的阻抗。先听听看他想从你这里获得怎样的支持，然后给你能给的支持，而不能给的部分可以在对方接受程度高的时候让他寻求更加专业的帮助，同时告诉他你一直都在。

　　其次，如果你觉得做什么都没有意义，什么都不想做，请试着去做些力所能及的事情。

　　在这么糟糕的情况下，如果你觉得你躺在床上动不了，那就先努力翻个身。不是等到你觉得有力气了才去动，而是先动了才会获得更多掌控感和价值感。这就是我们说的行为激活，对情绪低落的人来说，这是首选的改变。

　　当然，你也有可能会经历他人无法感同身受但是对你而言很强烈的痛苦和挣扎。没关系，带着这些痛苦和"无意义感"，你依然可以感受到窗外的鸟叫、清晨的阳光；你依然可以慢慢吃饭，把每一粒米都吃出它特别的味道；你依然可以去清洗晾晒衣物，看着屋子被你收拾得井井有条；你依然可以做着你喜欢的或者不喜欢的事情；你依然可以笑着或哭着去体验生活的每一刻。这些何尝不是生命意义的体现呢？

（编写：韩　婧　吕　荣）

6 被隔离观察后很焦虑，该如何调适心情？

在疫情暴发的日子里，根据政府的统一防疫部署，一部分民众被要求接受医学意义上的隔离观察，时间长达两周之久。在隔离观察过程中，被隔离观察的朋友需要在并非完全心甘情愿的情况下，放弃以往熟悉的日常生活方式及相当多的——有时甚至是至关重要的——社会支持资源，其活动范围也会被约束在家庭或机构等狭小的区域内，还存在对随时可能发病的恐惧。

从心理学中马斯洛需求层次理论的角度看，被隔离观察的个体在生理需求、安全需求、归属与爱的需求、尊重需求和自我实现需求等的满足程度上将会受到全面的影响。针对这种情况，可以通过以下方法进行心理调节。

一、调整行为

多进行能感到愉悦、感到满足、减少焦虑，目前的环境许可且对健康有益与力所能及的活动，我们的焦虑及其他的不良情绪就会有明显的改善。具体包含以下几类活动：

- 文艺类：书法、绘画、音乐欣赏、唱歌、舞蹈、棋牌等。

- 体育类：种种能够在被隔离观察的环境中进行的"有氧运动"，如健身操、太极拳等。

- 社交类：与家庭成员及亲戚朋友之间的亲密互动（可能在很多情况下要借助于网络通信工具）及游戏等。

- 个人兴趣类：做自己一直有兴趣去做，却因种种原因无法做，且在被隔离观察状态中有条件去做的，健康有益的事情。

- 学习类：阅读内容健康有益的出版物，学习某一门新的技能等。

- 身心放松类："放松训练""正念""禅修／冥想"等。

二、在接纳的基础上，调整"灾难化"的想法

被隔离的你可能很难容忍各种不确定性，会担心各种最坏的结果出现，甚至把你所担心的看成事实。此时，你头脑里可能有数不清的"万一……会……""如果这样的话，那会……"，最后指向一个很让人害怕的结果，心理学称之为灾难化想法。

我们应当在接纳的基础上调整灾难化的想法，即运用自己的理智对自己所处的被隔离观察的环境进行观察和分析：确定哪些是可以通过个人的努力得到一定程度的改善的，哪些是无法或几乎无法通过个人的努力得到改善的，并依此来修正自己旧有的、与"不满"相关的、会导致"心理冲突"的负面想法，然后在应该努力的方向上努力做那些应该做的事情。下面给出一些具体想法的调整，供你参考。

1."生理需求"未得到满足的情况。例如：

- "好几天没吃红烧肉了，真烦！"调整后的可能想法："条件所限，这样就不错了。"

- "好几天晚上睡不好了，真烦！"调整后的可能想法："没关系的，真困的话白天补个觉就行了。"

2."安全需求"未得到满足的情况。例如：

- "我曾经接触过 ××，他是从疫区回来的！我怕……"调整后的可能想法："担心吓不死病毒。我的身体素质虽然不好，但是只要警觉一点，有不适及时向医生求助就是。"

3."归属与爱的需求"未得到满足的情况。例如：

- "我在家里都只能躲着亲人，成天说不上几句话，憋死了！"调整后的可能想法："这样做是对家人的健康负责。我可以改换一下生活方式，看看书、看看电视、做做自己喜欢做的事、上网和朋友聊聊嘛。"

4. "尊重需求"未得到满足的情况。例如：

- "我一个堂堂男子汉，在家里和单位里都说一不二！现在因为量体温，天天被医院的小护士们呼来喝去，真窝囊！"调整后的可能想法："如果医院的小护士们都跟我糊弄事，那还像话吗？这时候摆个什么臭架子呢？自寻烦恼！"

- "隔离就隔离呗！天天要填一大堆的表格上报相关部门，烦死了！"调整后的可能想法："这是他们的工作规范啊！完不成早晚还得找我。还是'与人方便，与己方便'吧！"

5. "自我实现需求"未得到满足的情况。例如：

- "窝在家里半个月，什么事情都做不了！郁闷！无聊！"调整后的可能想法："没关系！我过去忙于工作，没有多少时间关心儿子。这下正好和儿子好好沟通沟通，培养培养亲子关系。"

（编写：夏　莉　邓永杰）

7 中小学生如何更好地度过疫情下的假期生活？

因为新冠肺炎疫情，2020年的寒假有很多的不同：中小学生们期盼已久的寒假旅游计划取消了，春节期间既定的亲人聚会变成了网络上的互道平安，开学时间也向后推迟，等等。那么这个独特的、宅在家里的假期我们要如何度过？面对铺天盖地的疫情信息，我们该如何调适自己的心情呢？

一、规律地安排学习生活

人的心理是流动变化的，规律的生活有助于保持心态的平稳。现在很多学校建立了网络学习的制度，比如以班级为

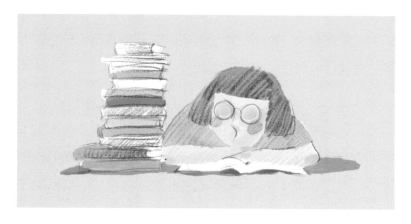

单位的作业打卡、网络讲题、答疑等。有些同学觉得这样的形式新鲜有趣，但也有一部分同学不适应网络学习的模式，感觉茫然无措。新事物需要有一个磨合的过程，这是很正常的表现，所以要给自己一些时间和耐心。大家可以和同学、老师沟通自己的困惑，或者在网络上成立朋辈互助小组，彼此之间相互支持、鼓励。这个特殊的假期是提升自我管理能力的好机会，可以给自己制定一份假期居家的作息时间表，做好学习、娱乐的时间规划，还可以学一些时间管理的方法（如番茄工作法），让自己的生活更高效。

二、减少对疫情信息的关注时间

疫情发生后，网络上有大量的疫情进展信息，很多同学忍不住去浏览刷新，几乎被淹没在这些信息里，紧张不安的情绪越发挥之不去。然而过度暴露在负面的疫情信息中容易产生"替代性创伤"，衍生出更多的负面情绪，对现状也没有实际的帮助。大家可以给自己规定好每天浏览信息的时段，限定总的时长，建议不要超过一个小时。

三、接纳并面对自己的负面情绪

面对突然发生的疫情，有的同学感到难以抑制的忧伤、难过；有的同学很担心自己或家人感染病毒，感到恐惧无助；有的同学老是怀疑自己是不是发烧了，出现不舒服的感觉就非常紧张、焦虑，甚至影响到了饮食和睡眠；有的同学因为隔离感到无聊、烦闷，出现无意义感。而小学六年级、初三、高三的同学本身学业压力就很大，疫情发生后可能更增加了对未来的升学考试的担忧。

总的来说，在危机事件中，出现负面情绪是很正常的心理反应，而新冠肺炎和我们以往的压力源不同，关于它还存在很多的未知，这种模糊和不确定会增加大家的恐惧感。对同学们来说，生活模式的改变、既往学业压力的叠加可能会带来进一步的考验，因此要有意识地调节负面情绪。

我们可以通过绘画、写日记、找人倾诉等方式合理地宣泄情绪，也可以上网搜索呼吸放松、渐进式肌肉放松、正念/冥想的音频，随同音频一起做训练，有步骤地改善情绪状态。此外，学着评估情绪也可以帮助我们及时走出情绪的旋涡。例如，可以试着对当下的焦虑感受进行 0 ～ 100 评分，0 表示一点也不焦虑，100 表示极度焦虑。通过评分，可以让看不见摸不着的主观感受"显形"，避免"弥漫的焦虑感"带来的困扰。每隔一段时间及时地跟进评估，还能了解自己情绪变化的规律。需要注意的是，如果负面情绪严重影响到了学习和生活状态，一定要及时向专业的心理机构求助，可以拨打心理干预热线电话或是到医院的心理科就诊。

四、行动起来，增加愉悦感和价值感

大家不妨试着布置居家的环境，调整物品的摆放顺序，在写字桌前放一些喜欢的绿植，给房间增添一些小点缀，或是在触手可及的地方放一点喜爱的零食。休闲时也要多一些新意，不要把注意力都放在手机和游戏上，可以做一些能让自己愉悦的小活动，挑战一些新菜式，或是组织全家人玩玩简单有趣的小游戏，甚至打扫卫生的顺序也可以每天做出调整。总之，要去做一些既能让我们感受到自己的价值、增强生活的控制感，又能愉悦身心的事情，哪怕是很小的举动，都值得一试。

（编写：贺　兴）

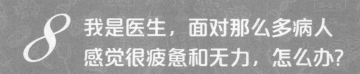

8 我是医生，面对那么多病人感觉很疲惫和无力，怎么办?

在众志成城的抗击新冠肺炎的过程中，工作最艰苦、最危险、最沉重也最不可或缺的就是我们的基层医务工作者们。随着确诊和疑似病人数量的不断增加，相当多的医疗单

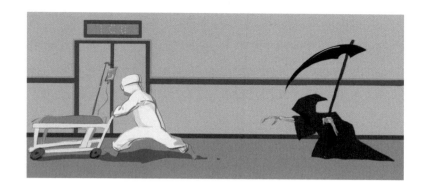

位很快就出现了人力、物力等医疗资源耗竭的现象。我们的
医务工作者们也为此而承担了巨大的压力。

1. 由于病人过多，再加上同行们不时地因被感染隔离观
察而被迫退出，每个还能坚持在工作岗位上的医务工作者都
不得不承担在平时需要三四个人才能完成的工作量。他们每
天工作时间达十余个小时，能自主的时间被极度压缩且细碎
分割，长期缺乏睡眠，这种状态已经接近甚至超出常人的生
理和心理方面的忍耐极限。

2. 每日不得不穿着密闭闷热的防护服，汗水湿透了衬
衣，体力和心力大量消耗。由于病毒的传染性甚强、防护服
等医疗资源短缺，大多数医务工作者甚至尽量减少饮水和进
食。在那些医疗资源短缺更甚的地方，医务工作者们甚至不
得不使用种种就便器材来对自己进行防护，这样又多多少少
地增加了自己被感染的风险和对个人健康状况的担心。

3. 由于新冠肺炎迄今为止尚缺乏针对性的特效药物，大批确诊病人和疑似病人的症状变化脱离接诊的医务工作者的视界和掌控范围，不可避免地会引起那些负责任的医务工作者的担心和牵挂："今天看了几十个病人，有些开了药之后让他们回家去养病，到底效果怎么样呢？""下午看的那个老太太，很可能已经中招，可是没有试剂了，会不会耽误她的病呢？"……

4. 由于与防疫工作相关的种种行政关系及人际关系尚未理顺，第一线的医务工作者常常被迫分心去面对一些社会性的应激源，如与管理人员和后勤人员之间发生的矛盾及网络上负面信息的影响等。

5. 一些医务工作者的家属及亲友也不幸被感染，可自己在他们最需要帮助的时候却根本无暇顾及，为人子、为人女、为人夫、为人妻、为人父母、为人朋友……种种牵肠挂肚之痛，只能默默忍受。

6. 身边不时有朝夕相处的同事中招倒下或被隔离观察，睹物思人，我心戚戚。

从心理学的角度来看，上述发生在身边的所有一切，对于那些第一线的医务工作者而言都会成为痛苦程度很高的、持续性的应激源。由于防疫工作的长期性和特殊性，每一个第一线的医务工作者都会长期浸泡在上述的种种应激源之中，如果在个人应激管理及心理调适方面缺乏足够的经验，很快就会陷入种种与应激相关的、较明显的不良心理状态之中。实际上，在第一线工作的医务工作者中常常出现的"面对病人时感到很疲惫、很无力"的状况，便是上述的种种应激源未得到有效处理所致的认知损害，且往往伴随着比较明显的抑郁或焦虑情绪。

第一线的医务工作者们的工作量、工作环境和工作压力也可能不能在短期内得到本质性的改变。这时，用适宜而理性的态度来对待工作中所遇到的种种应激源就成了一个现实的选择。实际上，从心理学中应激管理的角度来看，建立起对生活事件的适宜的认知和态度对降低个体的心理疲劳程度可能是很有效果的。如果能够用"时时勤拂拭，勿使惹尘埃"的态度处理好日常工作、生活中所遭遇的大部分应激源，则可以有效地改善它们所导致的不良情绪状态。由此，与这些不良情绪状态相关的"很疲惫""很无力"的不适体验也就会"随风而去"了。

在心理学中，有一个所谓的费斯汀格法则，它说的是：10% 的生活事件由发生在你身上的事件组成，而另外的 90% 则由你对所发生的事件如何反应来决定，你控制不了前面的 10%，但完全可以通过你的心态与行为决定剩余的 90%。

作为费斯汀格法则的一个实际应用，我们一起来看看，如果我们改换一种思路来看待这些应激源，会不会改善由此所导致的不良情绪。

1. 由于在一段时间内病人确实过多，人手过少，"工作量过大"这个事实恐怕在短期内非我们自己的主观意志所能改变。认识到这个现实之后，我们就可以用平静接纳的态度来面对它，而将努力的方向放在达成在现有环境许可的情况下调整好身心状态这个切实可行的目标上了。建议那些"担心防护不够"和"周围有同事患病"的朋友除了积极地向相关部门反映情况求助之外，也要保持冷静、平和的心态，尽量不要让自己陷入担心和恐惧之中，防止帮倒忙。

2. 因为种种客观条件的限制，出现"大批确诊病人和疑似病人的症状变化脱离接诊的医务工作者的视界和掌控范围""医务工作者自己的亲友及周围的同事也被感染了"这类现象是必然的。只要我们认识到下面几个事实，也许我们的内心就会变得平静起来：第一，参与抗疫的实际上不止我一人，还有许多优秀的同行也在我所不知道的岗位上和我一样辛勤地工作着。某些病人——也包括我的亲友和同事——虽然脱离了我的视界，但是其他的同行也会认真地为他们排忧解难的，我们可以像相信自己的专业能力那样相信这些同行。第二，医学本身就是在和疾病做斗争的过程中逐步地发展完善起来的，就像特鲁多医生的墓志铭所提到的："有时治愈，常常帮助，总是安慰。"在任何一个时刻，医学都不是万能的，我们只要在现有的条件之下做好我们该做的事情，做到问心无愧就可以了。第三，俗话说"一只母鸡的翅膀再宽大，也不可能遮覆它下过的所有蛋"，每一个医生的精力都是有限的，尽管从客观上看他不可能把所有他想治好的病人都治好，但是每个人都尽力后，力量也是无穷的。

3. 来自现实生活中的纷扰及网络上的众说纷纭，也都需要用冷静而客观的态度去对待，无关的事情尽量不要涉入，防止消耗过多的精力。

（编写：夏　莉）

第二节 改善人际关系

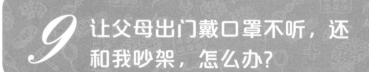

9 让父母出门戴口罩不听，还和我吵架，怎么办？

张大爷是一个喜欢热闹的人，平时早上、傍晚都要定时定点出门溜达，和街坊邻居联络联络感情。最近新冠肺炎肆

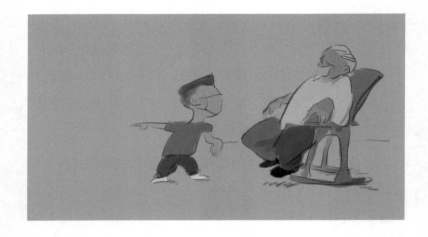

虐，他在家憋了一段时间后终于待不住了要出门，孩子们让他戴口罩，可他就是不听。因为平时没有戴口罩的习惯，他觉得戴着憋闷，而且他认为，自己身体很结实，不可能被传染。另外，要经常换口罩，他觉得太过浪费。也有邻居来提意见，但张大爷就是固执己见。孩子们为这事很是头疼。

像张大爷这样的父母有很多，当遇到这样的情境时，我们怎样才能让父母意识到戴口罩的重要性，并身体力行？

首先，应该了解老年人为什么会不听劝告一意孤行。认知活动退行性变化是老年期心理发展总趋势的一个特征。老年人不见得是不愿意遵守规则，而可能是由特定人生阶段的生理心理状态决定的。作为子女，可用通俗易懂或者图文并茂的形式向老年人普及新冠肺炎的主要症状、易感人群以及危害性，并与老年人一起回忆过往相似的经历与成就、经验。

另外，不妨试试英文简称为 CBT 的认知行为疗法。CBT 的一个重要理论基础是认知三角：一角是感受，指面对事件时的情绪或者身体反应；一角是想法，也就是对事件的认识；还有一角是行为，也就是处理事件的方式。认知三角中的每一角都会影响其他两角，三角之间相互影响。我们想让父母的行为产生改变，让他们开始戴口罩，可以从想法着手，使用不同的方法改变他们的想法，进而促进其行为改变。

1. 权威导向。尽量与父母一起观看、收听最新疫情消息（尤其是有具体数据的消息）及专家对疫情防护的建议。父母对儿女的建议不一定采纳，但对医学专家的建议依从性还是比较高的。观看或收听过程能及时给父母强化媒体、专家的权威性。

2. 榜样导向。与亲朋、邻居沟通，给自我防护做得好的老年人录制视频或拍照，让父母看到同龄人身体力行抵抗病毒的真实事例。与此同时，也让父母看到不戴口罩不让进超市、坐公交的实例。

3. 动机式谈话。这种谈话风格，不是争论，也不是指责，更不是强压，而是像队友之间交流一样，合作解决改变中的抗拒和矛盾心态。使用时注意以下几点：

首先，谈话时找一个好时机。找一个父母心情不错的时候聊。这是为什么呢？因为研究和实务工作都证明，人在积极情绪下，更容易接受新观点，开放性更好；反之，如果心烦意乱，那更会固守原来的立场。

其次，创建一个温馨安全的谈话氛围。我们以父母为谈话的中心，真诚地去了解他们的想法，不评判他们的想法，理解他们的感受，他们也就更愿意谈出自己的看法了。同时，无论他们说什么，都先不要去争辩、批评、纠正、指责，尝试听出背后的情感与价值，要看到闪光点，并把这些反馈出来，告诉他们。例如，当老父亲说"我的健康我自己负责，不用你管！"时，我们或许可以回应说："您重视自己的健康，不想儿女们操心。"大家觉得，相比"您根本不看重！重视才不这样呢！"，二者哪个更好呢？

再次，创造条件让他们自己说出来要改变。"防疫的重要性"不是我们先来说教，而是让父母先说出来，然后通过我们的重复，让他们听到自己的话，这非常有助于形成新的态度。在交流中有意地询问他们的看法，而不是直接告诉或者反问，同时询问时要尽量用开放式的问题。听到父母自己说的有利于改变的话语时，记得及时反馈给他们。

还有一个有点巧妙的小方法。当父母要出门时，你可以问："老爸出门遛弯是戴一次性口罩还是 N95 口罩？"我们可以用这样的迫选句式替换"出门记得戴口罩"的说法，使得父母在不知不觉中戴上口罩出门。

　　再次提醒大家注意使用这些技巧时的要点：考虑家人的自尊需要，避免直接给建议；理解家人的立场，并让他们自己说出倾向于改变的话；换位思考，耐心倾听；为家人的积极改变提供支持和能量。

　　最后，祝愿各位朋友及家人都能有效地防御病毒，在和谐的家庭氛围中共渡难关，大家一起努力！

（编写：迟　婷　安花花　黄　静）

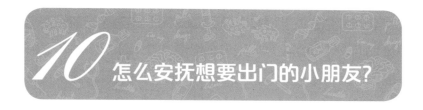

10 怎么安抚想要出门的小朋友？

　　因为疫情，商场、游乐场关门了，甚至连出门都要受限制。作为大人，可以从理智上管理自己的行为，尽可能做到不聚集、少出门，但是对于活泼好动的学龄前和小学低年级儿童来说，不能出门、不能和小朋友见面、不能一起做游戏确实很难理解和接受。这种情况下大人如果只是给孩子讲大道理，短时间内可能管用，但时间一长，会变得很无力，孩子也不开心。因此，我们不妨试试下面的方法。

一、游戏引导法稳定孩子的情绪

游戏是儿童身心成长过程中不可缺少的元素，是他们最喜闻乐见的行为方式。弗洛伊德认为，游戏对于儿童人格的正常发展具有重要的作用，可以帮助儿童释放因内驱力受社会制约而产生的紧张和压力，帮助儿童积累处理适应不良问题的经验。

在目前疫情严峻的特殊情形下，我们不妨通过创设情境的游戏形式来稳定孩子的情绪。一些优秀的影视作品当中，就有非常经典的利用游戏帮助儿童战胜困难环境、避免心理伤害的例子。第 71 届奥斯卡金像奖最佳外语片《美丽人生》中，主人公圭多二战期间全家被关到纳粹集中营，圭多不愿让儿子幼小的心灵蒙上阴影，他告诉儿子这只是一场捉迷藏的游戏，只要不被抓到，积累到 1000 分就可以获得一辆真实的坦克。就这样在黑暗的集中营里，圭多通过"逃生积分"的游戏帮助儿子在游戏中成功地躲避了危险，最终安全获救。

我们也可以借鉴这样生动的例子来给孩子创设游戏情境。例如可以跟孩子说我们在进行一场伟大的战斗，大家需要一起配合去攻打一个叫作"新冠病毒"的怪兽，遇见这个怪兽的人，一不小心就会生病，而且还会传染给别人。所以小朋友的任务就是配合医生叔叔阿姨们，在家锻炼身体，并且保证少出门不被怪兽发现。只有配合，大家才能身体健康，医生叔叔阿姨们才能尽快战胜这个病毒怪兽，配合好的小朋友可以得到英雄勋章。

还可以模拟一个情景剧（心理剧），让孩子进行疫情下的角色表演。角色可以大家一起讨论，并提前写一写，然后再去表演，可以是老师、医生、护士、政府工作人员、科学家、病人等，然后大家分别对这个角色发表自己的观点。比如，"我是班主任"，让孩子模拟给同学远程上课、布置作业、处理同学纠纷等。还可以让孩子通过故事的形式（叙事疗法）畅想自己的未来，从而对当前的成人角色有所了解。

当然，各位家长也可以仿照这样的例子去拓展游戏思路，只要在游戏的过程中注意游戏内容的激发兴趣原则和积极暗示原则就可以。

二、行为正强化法提升孩子的内在动力

行为正强化法是根据行为主义心理学家斯金纳的操作条件反射原理设计出来的，目的在于通过正强化，即给予一个愉快的刺激而引发某种期望出现的良好行为。

我们可以对孩子配合在家的良好行为给予正强化。首先我们要选择一些正强化物，正强化物的选择应当遵循积极快乐原则，也就是选择能让孩子觉得开心并且积极健康的事情

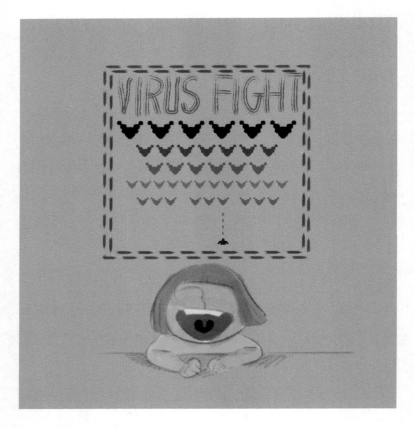

或者事物。强化物一般分为物质类（如孩子喜欢的食物、玩具等）、社会激励类（如夸奖"你真棒""真乖"或者一个拥抱）。我们对孩子的良好行为进行强化的时候，两种强化物类型应该配合使用。同时，我们还要注意正强化和奖励的微妙区别：与一般奖励相比，正强化的使用还需要注意说明原因、及时准确、坚持兑现等技巧，这样才能更加有效地让孩子增加自己的良性行为。比如，讨论制定详细的作息时间表，家庭所有成员都要严格执行，可以由孩子来当监督员，记录大家的表现，适当地给予正强化。

爸爸妈妈们，如果想让自己的宝贝在相当长的时间内坚持在家，可以尝试这样的行为正强化法，准确及时地对孩子配合在家的行为做出正强化。也可以利用游戏引导法，多创造一些积极有趣的游戏，陪孩子一起面对疫情，度过这个漫长而特别的"假期"。

（编写：王　璐　李忠伟）

11　居家隔离，因为配偶总是打游戏，频繁争吵怎么办？

居家隔离期间，配偶总是打游戏，自己看着心里不舒服，不说自己难受，说了总会争吵，到底应该怎么办呢？

面对这种情况，首先要做的是觉察自己的情绪，觉察在看到配偶打游戏这件事情时产生的情绪：是生气、愤怒、担心，还是有隐藏的焦虑？这种情绪在合理的范围之内吗？如果这种情绪引起频繁的争吵，它是不是有点过于强烈了？

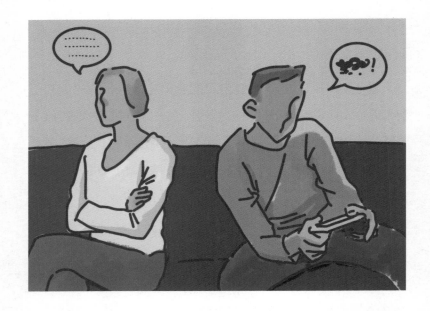

　　在自己情绪稳定的时候，找个安静的地方想想：配偶打游戏的频率和时间是真的过高过多了，远远超过以往周末在家时的频率和时间了吗？他打游戏的频率和时间真是自己无法忍受的吗？

　　如果答案是否定的，就可以考虑是不是因为自己对新冠肺炎疫情发展期间全家居家隔离产生了情绪调节不适。这种情绪调节上的不适应，是由人们对疫情发展的担忧、对家人和自己健康的焦虑导致的，这是每个遇到同样情况的人都可能出现的正常情绪反应。在这种情绪状态下，人的认知范围通常会变得狭窄，注意力的分散和转移也比较困难。

　　建议在居家隔离期间进行适当的自我关怀，将关注重心转移到自己身上，去找到自己喜欢做且在家里能够做的事情。将这些事情罗列在一张纸上，每当感到压力大或情绪不稳定时便看看这张纸，选一两件事情专注地去做。同时，隔离不等同于隔绝，可以通过电话、网络等方式与自己的亲人、朋友进行沟通，及时表达宣泄自己的感受。此外可以给自己的时间做一个大致的规划，例如看书、锻炼、进食、睡觉、听音乐等，当生活保持一定规律时，会更有掌控感。

　　接下来请思考如下问题：你如何看待配偶打游戏这个行为？如果你不希望他总是打游戏，你可以接受的是他一天打多长时间？如果不希望他打游戏，你希望他做什么？配偶打游戏这件事情，它有什么功能？他在这个游戏里面得到了什么？你想要的关系是怎样的？

　　如果配偶在居家隔离期间打游戏的频率和时间确实远超周末在家的时候，可以进行如下应对。

　　1. 当自己情绪变化明显时（例如看到就来火时），试着先觉察情绪的存在，知道那是什么情绪，允许它存在，为它命名，试着跟它友好地相处。为避免矛盾冲突，这时可以走到另外一间房，拿出笔和纸，写下自己的情绪、自己的感受、自己的想法，可以是任何想表达出来的，不压抑不逃避。

2. 当情绪稳定下来时，尝试进行沟通。有效的沟通通常是建立在双方平等、互相尊重的基础上的。沟通并不意味着事情一定如你所愿解决（因为你不能控制另一个人），而是旨在清楚地表达自己、了解对方的看法，认知所有的选择，且过程是平静和理智的。

沟通的效果决定于对方的回应，你说了而对方没有给你预期的回应，便是没有效果。改变可以按照以下步骤进行：第一，说出你看到的客观事实，以"我"而不是"你"开始；第二，只谈自己的感受，不对对方的行为做任何评价；第三，谈自己的愿望和想法。沟通时注意不喋喋不休，不翻旧账，不想着说服对方。

可以通过平静的沟通，表达你的感受、想法和希望。例如：你知道他打游戏可能也是因为无聊、内心焦虑，而在游戏里面可以得到一些放松，但你很担心他的眼睛和身体会因总是打游戏而受到影响。你希望他能够少花一点时间在打游戏上，多花一点时间陪陪自己和其他家人。你很重视你们之间的关系，希望你们的家庭能够和谐美满。

3. 可以在这个非常时期着手进行一些改善彼此关系的尝试。在双方情绪稳定的时候共同商量居家隔离期甚至今后都可以利用的"黄金时间"，两个人希望可以一同做什么事情。做这些事情不是为了工作或者需要向人交代，只是为了两人能更好地相处，改善彼此的关系。

也可以通过以下方式建立"积极关系档案"：写下配偶十条以上的优点；回忆配偶和你一起经历的令你感到幸福和令你感动的事情，并找到相关的纪念品（照片、礼物、纪念品）；记录你们共同取得的成绩；规划你们的未来；憧憬你们向往的地方；找到生活中幸福家庭的积极榜样，鼓励自己。

（编写：刘旭峰　王明星）

12 我觉得我传染了家人，很内疚，怎么办？

张先生一周前和一名从武汉回来的朋友一起吃饭，后来得知那名朋友被确诊为新冠肺炎。虽然张先生没有身体不适的症状，但十岁的女儿出现了咳嗽、发烧的症状，不久后也被确诊为新冠肺炎。张先生陷入深深的内疚中，觉得是自己传染给了女儿。

家人被感染，我们感到焦虑、不安、内疚，这是很正常的情绪反应，是人们在应对危机事件的时候的一种正常反应。别人遇到了这种情况，也会有和你一样的想法和情绪。如何调整这种内疚的情绪呢？

一、通过饼状图技术分析家人被感染的原因

不妨先问问自己：病毒真的肯定是由你传染给家人的吗？有哪些证据说明是你传染给家人的？有哪些证据说明不是你传染给家人的？如果去除了你的因素，家人感染新冠肺炎的概率会有多大呢？

这时候你可以画一个饼状图，看看病毒的可能来源都有哪些。这里面也许有他们自己的原因，比如对疫情没有应有的重视，没有做好各种防护；有社会原因——我们国家的文化和风俗就是除夕夜大家要聚在一起守岁，过年我们要走亲访友去拜年，如果不是遇到过年返乡这种大迁徙，病毒就不会传播得这么快；还有病毒本身的原因——这是一种新型病毒，2019年底才开始出现第一个病人，大家对于这种病毒都不了解，医生在面对疾病时是最专业的人群，连医生都做不到百分之百地保护自己，我们作为普通人，对专业知识了解得很少，缺乏防护的意识和方法是很正常的。

继续看这个饼状图，看一看你自己、他人和社会的责任各占多少比例。通过重新归因你会看到：你自己的责任只是其中的一部分，而不是全部。退一步说，即使真的是你把病

毒传染给家人，这里面有你的责任，从主观上讲也不是你愿意传染给他们的。没有人愿意生病，更没有人愿意让家人受到伤害。

二、运用借力技术问问自己

如果你最好的朋友和你的情况相同，也把病毒传染给了家人，感觉非常内疚不安，你会怎么劝他呢？你劝他的这些话可不可以用在你自己身上？

你对家人、朋友的不安和内疚，源于你内心对他们的关心和爱护，你希望保护他们不受伤害，也希望他们尽快好起来，从这可以看出你是一个负责任、有担当的人。

三、保持乐观心态，做自己力所能及的事情

1. 保持乐观心态。如果你自己感染了新冠肺炎，正在接受治疗，那么，保持乐观心态，积极配合医生，有助于病情的缓解，你的态度也会影响到家人，给家人树立榜样。如果家人感染了新冠肺炎，而你没有，你就应该庆幸家中尚有健康的自己，能够有精力照顾患病的家人。

2. 给予家人稳定支持。很多医学研究发现有所谓的安慰剂效应，就是人们在吃了药之后，会感到比较安心，即使吃进去的药对治疗病症没用，病症也会得到缓解。你沉着的态

度，就是让家人安心的特效药，是非常重要的。

3. 预想最糟的状况，选择合适的方法应对。尽管没有人希望家人因为患病而身故，但如果家人的状况不好，那么，陪他预想最糟的状况，也可以避免一些遗憾。我们也需要向医生了解情况，做出恰当的评估，不断给家人传递信心。

所以，即使是家人受到了感染，我们也还有很多事情可以做。相信你能调整自己的情绪，发挥出潜能，帮助自己和家人渡过这次危机。愿你的家人早日康复！

（编写：宋日红）

13 如何给予家人支持并判断何时需要专业援助资源？

相信最近很多人都有这样的感觉：好像已经在家里待了很长时间了，但通过查阅日历细数居家防护隔离的确切日子，发现才过了十多天！这种感觉就像古人形容的"一日三秋"那样。不知道这样的状况何时才能停止，很多人不由得分外怀念以前可以自由呼吸、自由行动的日子。

很多家庭在刚开始居家隔离的时候，会感到各种不适应和不方便；但在工作节奏紧张、娱乐生活丰富的现代社会，家人 24 小时共处一室也是平日里不可多得的。然而，当时间流逝、假期一再延长后，各种微妙的变化也随之而来：原本规律的生活不知不觉变得松散，孩子差不多被动画片绑架，配偶沉溺于游戏而且脾气越来越不耐烦，老人不停地絮叨每天更新的疫情信息……在这种情况下，如何协助家人尽可能回到规律生活的轨道，给予他们强有力的心理支持呢？我们整理了居家隔离时家人容易出现的几种状况进行具体分析。

一、家人常常发脾气怎么办？

我们可以先了解一下：家人发生了什么？是什么导致他们有这样的情绪和行为反应？尝试去理解情绪背后的诉求，情绪在表达什么。如果家人是因为家庭内部的因素而发脾气，那么最好彼此先保持冷静，短暂"离开"一会儿。如果是因家庭外部的因素发脾气，那么最简单有效的方法就是陪在家人身边，听他们说。"倾听就是爱"，暂时不要去帮他们做分析或者给建议，因为大部分人在情绪上来时，理性思维是被抑制的。这时候的分析容易被感知为不理解，建议容易被误解为对自身的否定。

待情绪在表达过程中有所疏解后，思维也开始恢复理性，这时我们可以尝试与对方一起探讨和解决发脾气背后的原因或问题。帮助对方想一想：通过发脾气，能够解决困扰我的问题吗？我希望获得什么结果，什么方式有助于达成这个目的？由此帮助家人从"情绪应对"转到"问题应对"上来。如果你的陪伴和倾听不起作用，家人发脾气的频率和程度越来越严重，并影响到你们这个小家的和谐和稳定，那么你可以劝家人拨打心理援助热线寻求帮助：400-680-6101。

二、家人变得精神不振甚至不爱起床怎么办？

对这个问题首先需要考虑一个前提：你的家人之前是否存在情绪方面的问题或精神方面的疾病史，如抑郁症、焦虑症等。如果有，在这个特殊时期尤其需要我们多加留意，协助家人尽量通过网络的方式来按期复诊、遵医嘱服药。如果无法判断家人此时的心身反应是正常反应还是病情加重，可在做好防护的情况下前往之前就医的医院进行治疗。

如果没有精神疾病史，那么由疫情突发、自我隔离所造成的精神萎靡不振，大多是可以通过调整生活作息、丰富隔离生活来缓解的。所以你可以先通过增加沟通，看看家人精神不振背后的原因是什么，带给他们什么样的感受。在沟通时传达出你关注他们，他们的状态也会影响到家庭中其他人的感受这一信息。然后，可以开个小小的"家庭会议"来讨论，大家可以一起做点什么，把居家生活过得更加有意义。如果家人已到了作息颠倒，影响到基本生活，同时也给共处一室的其他家人带来负面影响，影响到整个家庭氛围的地步，则要尽量做工作，让家人愿意拨打心理援助热线，得到适当的帮助。

三、家人留恋手机或电脑游戏怎么办？

当前，手机已成为我们获取外界信息的重要途径，"一机在手，万事无忧"，这样的趋势让我们在日常生活中不知不觉对手机有了"特别"的依赖。对成年人来说，工作中事务的处理、与周围人的联系、个人及家庭的采买支付等都会通过手机进行，而手机附带的种种软件可以让我们获得娱乐与消遣。在疫情蔓延的特殊时期，对手机、网络的使用可能会更多一点，但只要不影响上班、身体健康，我们暂时可以不去过度关注这一现象。

对中小学生来说，在宽松的假期里，手机和网络游戏带来的诱惑也会升级。对孩子来说，适度的监管是必要的，一切都要以保证孩子身心健康为准。可以帮助孩子做好计划，合理分配时间，规划好如何利用网络进行远程学习，每天安排时间适量地玩一玩手机和电脑游戏，让孩子的假期生活张弛有度。如果孩子或其他家人有过度使用电子产品的情况，必要时可寻求外界的帮助。

总之，疫情来临，全国上下都在积极应对，无数英雄逆行奔赴抗疫一线。在居家隔离的日子里，家人之间更应该彼此理解和宽容，共渡难关。当个体的心身反应超出我们自身和家庭的应对能力时，我们完全可以便捷地获得各种心理援助资源，借助专业人员的力量来恢复弹性。

（编写：禹宝琴）

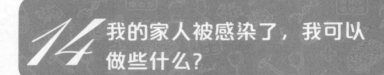

14 我的家人被感染了，我可以做些什么？

这是一个前所未有的春节，因为这场疫情，家庭团聚被自我隔离取代，喜乐团圆被降格为报一声平安。如果身边的朋友或者家中亲人不幸中招，那么我们就是和他们一起直面危险、抗击病毒的战友，同时，还要承担帮助他们和保护自己的双重任务。在这种情境下，为了自己的身心健康，我们需要了解一些有效的可操作的方法。

首先，如果你必须亲自承担照护亲友的责任，那么要提醒自己，自我保护是当下最重要的事情，这才是对患者最大的负责。

要想兼顾照护和安全，就要严格地遵守隔离和接触的原则。如果你与亲友处于居家隔离的状态，就可以把日常的消毒方法、接触的距离要求、处理患者用品的注意事项、如何给患者提供营养支持等等内容列成一张核查清单。这样可以保证操作起来有条理、不遗漏，减少不必要的担心。如果被感染的家人或朋友已经在医院接受治疗，你就按照医护人员的指导进行照护，相信专业人员的工作能力。

此时，你很可能要面临的尴尬处境是，既要与患者保持适度的沟通，又不能突破接触的限制。用便笺、手机等工具来聊天，给被隔离的亲友找些可供消遣的书籍、电影、音乐等，都能让他们体会到你的心意，实现"隔离人但不隔离爱"。

此外，保护自己的安全，除了防止自己被感染之外，还要最大限度地保存自己的精力体力。好好睡觉，正常饮食，都是恢复精力体力的关键。

其次，家人或朋友被感染，你一定会比那些只是通过媒体了解疫情的人更为紧张。现实的身心压力摆在眼前，感到担心、沮丧甚至恐慌，都在情理之中。

通常来讲，我们都希望自己保持积极的情绪，而不喜欢消极的情绪。其实，任何一种负面情绪，都有保护我们的作用。你害怕亲友的病情严重，这种情绪提醒了你家人朋友的重要性，以及你对他们真诚的感情。你担心自己也可能被传染，这种情绪警示你要谨慎应对病毒传染的风险。你为不能更多地帮助患者而感到沮丧和难过，这样的心理展现了你希望自己做得更好的需求。

当你觉察到有负面情绪产生时，不妨暂停下来，不要急于决策和行动，而是看看激发这个情绪的念头和想法是什么。你由此会发现，我们允许消极情绪的产生，也有能力去理解和接纳它们。这样讲起来可能很抽象，你不妨试着用识别情绪－情境－自动思维的三栏表进行练习。如果你觉得有帮助，还可以把这个方法介绍给患病的亲友，让他们在承受病痛的时候，也有一个调节情绪的工具。当你的情绪起伏特别明显，脑子里的想法不停涌现的时候，往往是书写三栏表的好时机。一来，这可以让你直面和反思自己的认知过程；二来，书写本身也能让思维变慢变清晰。

有时候，明明没有任何触发因素，你仍然可能发现脑子里产生了诸如"如果家人病情加重可怎么办？""我会不会也被传染？""这倒霉的日子什么时候才能结束？"这一类对于解决现实问题毫无帮助的想法。这时，你可以不用过多地分析它们为何会出现，而是在心里轻轻地对自己说："我知道你想提醒我，谢谢你，我会注意的。"很多时候，想法一旦被注意到，就会自动消融，你只需要简单地说一句："嗯，我知道了。"

在任何情况下，无论出现怎样的负面情绪，试图把它当作敌人去消灭掉，或者牢牢地压抑住，都是不会成功的。拼命压抑自己，不仅更容易把内心的无助和恐惧传递给亲友，长此以往，还会让自己面临更严重的心理伤害。"允许"是负面情绪唯一的出口，所以你要告诉自己这是正常的反应；"理解"是调节它的办法，所以你要看到情绪背后的需求或者写出引发情绪的念头；"接纳和放下"是不让负面情绪引发错误决策和行为的最后一步。不要心急，多练习几次，你就会有进步。

如果你患病的亲友也存在巨大的心理压力，那么你可以将这些"道理"也讲给他们听一听，鼓励他们用口头表达或者书写的方法，自由地陈述自己的情绪或感受，让他们感到自己的心情被看到和接纳。你并不用对他们的表达做任何评价或建议，让他们知道自己的情绪是被允许和理解的，这就是有效的支持。

当你身处亲友患病的情境时，你就会真切体验到外部世界并不是平静的来源，安顿自己的内心，只能从自己做起。

疫情终会过去，你现在经历的一切，都可能会成为日后宝贵的财富。

（编写：王 萍）

第三节 理性面对世界

15 别人都在抢物资，这是什么心态，我要不要抢？

近日，疫情防控仍然没有结束，人人自危，不少超市已经出现民众哄抢蔬菜的场面，药房里的口罩早已脱销，而洗手液、酒精、消毒液等卫生防护物资也供不应求。2020 年 1 月 31 日，中国科学院上海药物研究所和武汉病毒研究所联合宣称，中成药双黄连口服液可抑制新型冠状病毒，很快，双黄连口服液即被哄抢一空。那么，哄抢物资背后有什么样的心理？

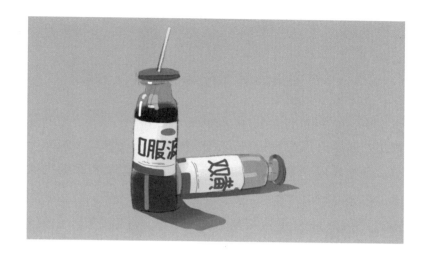

一、疫情的不确定性带来的恐惧心理

恐惧心理是个体面对现实或想象的威胁时的正常情绪反应，是生命进化过程中不可或缺的一种适应功能，它会驱动人类及时采取有效行动来避免伤害，对人类的生存具有重要的价值，但过度恐惧则会影响人们的身心健康。疫情来势汹汹，甚至导致人的死亡，而人们此前对它一无所知。由于新冠肺炎在潜伏期也有较强的传染性，再加上恰逢中国春节期间的大迁徙，它传染得更广更快。这些不确定性都造成了人们巨大的恐慌。很多人觉得疫情结束遥遥无期，整天足不出户，总有弹尽粮绝的一天，因此只有提前储备足够的食物和防控物资才能心安。另外，也有不少人担心很多商家发国难财，坐地起价，哄抬物价，所以能多买就尽量多买，防止之后物资涨价，多花冤枉钱。

二、一时物资短缺无法购买的补偿心理

起初，也有不少人并不觉得疫情严峻到需要囤积物资的地步，所以并没有哄抢物资的打算。但是，等到家里的口罩、酒精等用完了，他们到药店一问，这些物资早就脱销了。在这种非常时期，别人有，自己没有，很多人会因此而恐慌。于是，当这些人看到口罩、酒精等物资在药店里重新上架时，往往免不了会多买。

三、"大家都在抢"带来的从众心理

从众心理是指在群体的影响和压力下，个体有意识地或无意识地放弃自己的独立判断而采取与大多数人相一致的行为。从众心理人人都有，只是从众追求的对象、表现形式和程度不同而已。有一些人，起初对疫情认识比较豁达，也无意去哄抢物资，但到超市、药店一看，大家排起了长长的队伍，这时他们就会觉得，也许他们也该和其他人一样去哄抢、囤积物资，以备不时之需。

四、减少外出的自保与节省心理

目前，疫情防控形势依然严峻，减少外出或者足不出

户，是最好的自我防护。所以，很多人会哄抢物资，一次性购买很多物品，并囤积起来，以减少外出次数，减少感染新冠肺炎的概率。

在厘清了大家哄抢、囤积物资背后的种种心理后，我们看到的是这场突如其来的疫情给人们带来的措手不及、焦虑不安与惶惶不可终日。但我们对疫情也要有科学认识：

1. 疫情防控需要时间。新型冠状病毒潜伏期较长，之前不同时期与感染者有过密切接触史的人，需要通过自行隔离、医学观察等一一排除，这需要时间，但并不是遥遥无期的。

2. 疫情是可控的。这场疫情来势汹汹，并且出现了大面积人传人的现象，是因为人们对这种新病毒的认识不够，对它的风险评估不足。但它并不是无孔不入、触之必死的恐怖存在，事实上，已经有许许多多治愈出院的病例。而且，我们可以通过减少外出、戴口罩、勤洗手、多通风等方式有效预防它。你可以通过多种渠道学习这种病毒的相关知识，正确客观地认识它，这能够帮助你克服恐惧心理。

3. 积极相信政府。《中华人民共和国价格法》规定：经营者不得相互串通，趁机涨价；不得囤积居奇，操纵市场价格；不得实施价格欺诈；不得捏造、散布涨价信息，哄抬价格等。政府禁止一切价格违法行为，确保防控期间价格稳定、市场平稳、人心安定。虽然口罩等物资确实一时短缺，但是政府也在积极改善，很多厂家在加班加点地生产。除此之外，虽然疫情在一定程度上影响了运输行业，但实际上，大部分超市物资供应充足，药店的常用药品供应也是有保障的。

因此，现在看来，抢，还是不抢，已不是最重要的问题。因为，如果你有绝望、灾难化的想法，那么你无论抢多少、囤多少物资，都会觉得不够。为了减少外出次数，减少口罩的消耗，一周集中购买一次蔬菜、其他食物和家用必需品就足够啦！至于口罩、洗手液与消毒液这些卫生防护物资，在减少外出的情况下，适当准备，保证家庭使用即可。

（编写：李 艳 苏 琪）

16 面对满天飞的各种信息，要如何保持冷静？

持续的疫情，考验着大家的神经。看着新闻上疫情的不断蔓延，我们每天的情绪也随着纷至沓来的不同信息而起落沉浮。

面对疫情，人们对信息的需求和依赖性自然变大。因为人在面对不熟悉的事物时，总会有些不安，总想多了解一些，更何况这个事物还会危及生命，我们就更需要获得充分的信息以确定如何自保，这是生存本能。就好像在大草原上听到异常声响的小动物，总会竖起耳朵、睁大眼睛，仔细辨认危险的方向和敌人是谁。而我们大多数人并不在一线，也没有认识疾病的医学知识，所以我们只能通过各种信息来拼凑出"敌人"的轮廓。

网络的发达满足了我们对信息的需求，也带来了新的问题：过量的信息冲击着我们内心的秩序，左右着我们的情绪，谣言的滋生加重了我们的惶恐，甚至催生出不理性的冲动行为。信息，带来的到底是心安还是心慌？

当然，我们不能把情绪完全"甩锅"给信息。其实，真正让我们不淡定的不是信息本身，而是我们对信息的看法和态度。举个例子，同样是看到"武汉封城"的新闻，有的人坚信这代表情况异常严重，于是深陷恐惧；也有的人认为这能有效控制疫情蔓延，于是盲目乐观、放松警惕；还有的人则结合了两种看法，既意识到了疫情的严峻也对防控建立了信心，在做好防护的同时也能保持平和的心态。可见，对信息的差异理解，导致了不同的情绪和行为反应，而这种差异跟我们的思维模式有关，也和我们的知识、态度、目标等有关。当我们有基本的科学知识，对信息有更全面的理解，能以"帮助我们更好地抗疫"为目标时，才能最大化信息的积极作用。

面对满天飞的各种信息，我们怎样才能保持冷静，理性应对呢？这里跟大家分享几个方法：

1. 有所侧重地从官方渠道获取信息，过滤谣言。如果你听到疫情数据（比如死亡或感染人数）会焦虑或忧郁，那就暂时不要关注相关平台或查看具体数据。以帮助自己和亲友减少染病可能为目标，你最需要关注以下三类信息：一是关于新冠病毒和感染肺炎的知识（如病毒特性、传播途径、感染症状）；二是有效的防护方法（如用什么口罩、如何正确洗手、家中怎么消毒）；三是当地政府的相关通知（如通过哪些渠道可以购买到口罩和消毒剂，如何获得社区的帮助，怎么找到心理援助）。多问问自己：这条信息对帮助我们对抗疫情有什么启示或帮助吗？然后略过只会带来恐惧的部分，留下有用的建议和方法。

如果你收到了一些查不出源头的民间流传的消息，而自己知识有限，辨别不出真假，就可以利用身边的资源寻求帮助：你可以请教周围有医学背景或者比较理性的亲友，也可以去腾讯的"较真"这一类平台进行查证。猜测不能治病，恐慌却能助燃疫情。不传无源头的消息，不断章取义，不扩散焦虑恐慌情绪，才能给彼此营造一个有利于身心健康的大环境。

2. 学习科学知识，增加对疾病的了解。了解跟病毒相关的科学知识，有助于我们对情况做出正确的理解和判断，减少因知识缺乏带来的恐慌。比如，当我们了解到病毒不会脱离载体（如血液、飞沫）独立飘散在空气中时，就不会因为对面楼有人确诊了，而惶惶不安地以为病毒已经随着空气流动飘进自己家了。

3. 打破"恐慌—关注消极信息—恐慌加剧"的恶性循环。当人处在紧张恐惧的情绪中时，更容易被透露出危险信号的消极信息吸引，或者只看到事情不好的一面，进而增加自己的心理负担，陷入"恐慌—关注消极信息—恐慌加剧"的恶性循环。

为了防止自己陷入这个循环，我们需要体察自己的情绪状态：在焦虑的时候多看看好消息或者做点别的事；只有心态平和，才能更客观地看待信息并理性思考。同时要注意限制自己暴露在信息中的时长，更不要在入睡前查询，以免影响休息。

我们每个人都身在抗疫的战场，别让过量的信息成为心理重荷。运用智慧，善用信息，学会科学防护，让良好稳定的情绪成为我们重要的战斗力。

（编写：李　青）

17 我是武汉人，被人歧视怎么办？

作为武汉人，当被社区列为特殊对象，面对过度的限制和调查时，你感受到了什么？当老家的邻居或亲戚开始回避你、疏远你，你会想说些什么？当你在武汉居家隔离，打开手机无意间看到的不是"武汉加油"，反而是"武汉人活该"，你会不会哽咽？明明自己也是受害者，却仿佛一瞬间成为历史罪人，委屈、无助、孤独、恼怒都涌上心头，这种情绪，轻则可能让人发脾气、没有胃口，重则可能导致抑郁、失眠、和家人沟通不畅，甚至有轻生的念头。

你是武汉人，你没有错。我们不希望你陷入不该有的痛苦。我们希望你选择走出来，面对自己，沐浴阳光。

歧视信息中包含的是对一个人或一个群体的贬低，伤害的是这个人或这个群体的自尊。这种极端的、消极的他人评价可能会影响我们对自己的认识。然而，我们如何看待自己并非仅仅依赖于社会中的他人评价，在很大程度上，我们通过对自己的观察以及父母、挚友、伴侣等重要他人的评价来认识自己。我们往往因为被动接收了歧视信息，而在抱怨这个世界不公时，倾向于认为自己是没有选择的，这显然就符合了很多歧视言论者的期待。但事实上，是否采用客观而全面的自我评价方式，是我们自己的选择。所以我们接收到歧视信息时受到多大的消极影响，也是我们可以掌控的。选择权在武汉人自己手里。

尽管明确了可以客观而全面地面对自己，但消极的情绪却让人难以冷静。所以接下来想告诉你可以如何面对——调节自己因为被歧视而产生的负面情绪。

认知行为疗法（CBT）的核心理论告诉我们，个体在某一情境下的反应，并非取决于情境本身，而是取决于个体的思维，即对情境的想法和解读。这种思维是个体成长过程中长期形成的反应模式，具有自动化的性质，被称为自动化思维。自动化思维就好似一个念头，转瞬即逝，我们往往来不及注意，就直接感受到了自动化思维带来的强烈情绪反应。举个例子，当接收到歧视信息，如在网络上看到"武汉人到处传播病毒，武汉人都该死"的极端言论时，你会产生怎样的情绪和想法呢？首先你可能体会到了恼怒、沮丧和无助的消极情绪。这时你要问自己一个问题：我刚刚脑中在想什么？随即你可能就稍微平静了一些，开始思考和回忆刚刚出现的自动化思维：也许我觉得发言者在诋毁我，所以我感到了恼怒；我可能在想偏偏武汉发生这种事，我生在武汉是运气不好，但我无可奈何，所以我觉得很沮丧；我觉得这个世界对我并不友好，我被抛弃了，没有人会爱我，所以我感到十分无助，甚至绝望。如果试着给情绪打个分，100 分表示非常强烈，0 分表示完全没有，那么，你会给你的恼怒、沮丧、无助各评多少分呢？

带着强烈的情绪，你可以继续问问自己：我的自动化思维（想法）真的是符合事实的吗？也许是，也许不是，对此我们可以进一步思考。这就是认知重建的过程。

首先，发言者是在有意诋毁我吗？或许他被疫情的快速恶化给吓坏了，需要一个替罪羊来发泄和缓解他自己的焦虑，并非刻意诋毁。其次，我生于武汉是不幸的吗？我之所以这么久从未离开武汉，是因为这里有我的家人、我的朋友、我爱的热干面和豆皮，是因为武汉在快速发展的同时不忘革命历史和码头文化。可见我生于武汉也有幸运的地方，并不是非黑即白的。最后，我被所有人抛弃了吗？我的父母陪伴我在家隔离，我的朋友、同学、老师都在问我的情况，也许是我分析问题太概括化了。想到这里，再回头去看看你的恼怒、沮丧和无助，它们的分值是不是已经开始变化了？

通过上面这个例子，你应该已经明白了自动化思维对我们情绪的影响。在生活中，希望你在情绪难以控制和调节时，写下情绪反应及其强度（量化评分），同时记下自己的

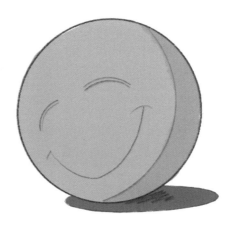

想法，然后再来看看自己的想法是否符合事实。你可以通过寻找支持证据和反对证据的方式来考察自己的想法在多大程度上符合事实，要注意避免非黑即白、概括化标签、罪责归己、灾难化的思维方式，适当进行认知重建，换一个思路看待当前情境。

相信这些会对你有所帮助，希望你走出被歧视后的情绪困境。

（编写：王子弋）

第四章

直面哀伤，携手面对疫情中亲友离世

在疫情中，人们将不断面临一系列的丧失，其中最严重的莫过于有人在这场疫情中失去了生命。2020年2月4日国家卫生健康委员会新闻发布会公布的全国新冠肺炎确诊病例 2.1% 的病死率，令我们关注到，那些失去亲人的人正承受着悲痛，亟待得到关注与抚慰。

本章是专门为在这次疫情中失去亲人的人而写的，希望我们的文字能给他们带来些许的共感和关怀，也期待通过分享专业知识，为社会各界提供一些方法，支持丧亲者渡过丧亲之痛。我们将分两个部分对哀伤进行介绍。第一部分是对丧亲者哀伤的概述，介绍一些有助于理解在疫情中丧亲者哀伤的重要基本概念。第二部分将讨论在疫情中大家最为关心的三个话题：

（1）亲友在疫情中不幸去世了，我的反应正常吗？

（2）家长如何帮助孩子面对哀伤？

（3）当朋友因为疫情失去亲人时，我们可以做些什么？

通过科普问答方式，分享有助于理解和应对哀伤的原则与方法。

第一节 认识和理解哀伤

哀伤是丧失挚爱亲人后的反应，这些方方面面的反应包括情感、认知、行为、生理、人际关系和精神层面。我们整理了本次疫情背景下关于丧亲者哀伤的五大重要理念及哀伤处理的方法与原则。

一、哀伤是一个过程，不要期待它会很快结束

丧亲者需要经历一定的时间才能渐渐恢复到正常的生活状态。在这期间，丧亲者会面对很多任务，如接受丧亲的事实、体验悲伤的痛苦、适应亲人不在的新环境、将情绪和精力重新投入到其他关系上、适应新生活但与逝者保持联结等。

哀伤并不是单线发展的，而是会反复变化的。一方面，丧亲者会深陷丧亲的痛苦中，会面临各种不同形式的哀伤反应。另一方面，丧亲者为了面对和处理当前及未来生活的压力和挑战，不得不暂时离开或缩小哀伤情绪。这两种情形常交替出现，而这种交替就是应对哀伤并逐渐走向疗愈的过程。

"哀伤是一个过程"的理念可以帮助丧亲者认识到哀伤可能是复杂而长期的，因此不必要求自己"尽快好起来"。想要对丧亲者表达关怀和支持时，重要的是理解和识别丧亲者目前处在哀伤过程中，避免使用"节哀顺变""很快就会好起来"等期待加速、终止其哀伤过程的语言。

二、每个人的哀伤反应都是独特的，值得被理解和尊重

每个人的哀伤反应都是独特的，都应得到尊重。接纳和允许本身就是最好的疗愈和支持。在疫情背景下，有很多丧亲者看起来没有明显的哀伤反应，这或许是由于他们当下处于丧亲初期，还有许多现实层面的问题和压力，以至于来不及哀伤。

请接纳和理解自己在丧亲后出现的任何反应，无论它有多么强烈，无论它有多么出乎意料，也无论它有多么不同于他人。从哀伤中恢复，非常重要的一步就是允许和接纳自己独特的反应。

为了查找传染病病因，医疗机构在必要时可按照国家卫生行政部门的规定，对传染病病人尸体或者疑似传染病病人尸体进行解剖查验。按照相关规定，也不能举行遗体告别仪式和利用遗体进行其他形式的丧葬活动。一部分丧亲者无法

和离世的亲人做最后的告别，也就无法通过习俗中常规性的丧葬仪式表达和处理哀伤。为了给思念和哀伤一个出口，可以通过给逝去的亲人写一封信、和其他家人一起录制想对逝者说的话、制作回忆手册等，以寄托和表达哀思。

在理解和尊重相关法律的规定时，在本次疫情中丧亲的个体可能会因此而产生独特而复杂的哀伤反应，需要我们既考虑疫情的特殊性，又发展出一些特别的哀悼方式。例如，可以利用网络的方式，为不能亲临现场与已逝亲人告别的家庭开设网上悼念或葬礼活动；我们也建议相关部门在处理遗体的过程中，能为丧亲者留下为逝者哀悼的照片并传送给丧亲者，或采取其他既安全又可以抚慰丧亲者的悼念行为。这样的环节可以预防丧亲者的哀伤发展为病理性哀伤。

为疫情中的丧亲者提供关怀的社会各界，可以通过网络、电话的方式陪伴丧亲者和聆听丧亲者独特的哀伤，帮助他们自愿表达想法与感受。还需注意的是，在疫情背景下，丧亲者还面临着疫情发展带来的诸多现实考验，帮助他们解决现实层面的问题也有利于协助他们处理哀伤。当然，要尊重丧亲者可能会有的拒绝关怀与协助的反应。

三、哀伤既是个人的，也是家庭和社会的

家庭是一个系统，因此哀伤也是整个家庭系统的哀伤。

某一位家庭成员离世后，他所承担的家庭角色和功能的丧失，会对家庭原有的结构、成员间的关系、家庭的社会经济地位等不同层面带来巨大的影响。某个家庭成员离世必然带来其他成员对亲人离世后家庭系统诸多层面的改变的适应和调整过程。

丧亲者既需要理解和接纳自身的哀伤反应是合理的、值得被尊重的，同时也要接纳其他家庭成员与自己有不同的反应。当你自己采用健康而安全的哀伤处理方法时，其他家庭成员也会受到带动作用的正向影响。家庭成员间应能直接谈论和表达丧亲后的感受，不回避谈论与逝去亲人相关的话题，让家人携手渡过丧亲之痛。

如果想要协助丧亲者度过哀伤期，就需要评估丧亲者家庭的互动方式、凝聚力、冲突水平、价值观、家庭的资源等信息，以便从更广泛的层面协助家庭中的个体度过哀伤期。

当从各大媒体的报道中看到或听到有人因感染病毒而去世的消息时，很多与逝者并不相识的社会民众也会产生替代性的哀伤，由此引发更大群体的认知、情绪、行为等方面的反应。因此，关注个体的哀伤，协助个体度过哀伤期，也关系到家庭和整个社会的福祉。

四、哀伤既是痛苦的体验，也能带来对生命的反思与成长

至亲的离世是世界上最难以承受的痛苦之一，经历了这样重大的丧失之后，个体可能会对自己原有的关于生命意义的认识产生怀疑甚至否定，同时，其关于生命意义的认识也需要重新构建。

在丧亲早期，一些人可能无法接受自己的亲人因病毒感染而离世的现实，出现强烈愤怒等情绪和消极的行为。从实际层面理解亲人死亡事件发生的具体过程和原因可以帮助丧亲者度过这个历程。通过安全的方式去表达和分享痛苦也有助于丧亲者释放悲伤。当然，在丧亲者没有准备好的时候，不妨和自己的哀伤静默相伴。

丧亲者可以向信任的人或专业人员讲述和分享丧亲后的所思所感，并在这个过程中尝试寻求丧亲带来的积极意义。有的丧亲者会发展出有关公共卫生管理的新职业规划，也有的丧亲者会对构建未来的家庭关系有新的思考和决定。

五、在哀伤的历程中，专业援助可协助丧亲者顺利度过哀伤期

正常的哀伤反应会随着时间的流逝慢慢减轻，而病理性的哀伤反应则不会随时间流逝减轻，反倒可能对丧亲者的生

理、心理及正常的社会功能造成损伤。

　　丧亲者可以在哀伤的过程中通过心理专业服务获得陪伴和支持。目前国内很多心理咨询师在受训的过程中会接受哀伤辅导的专门培训，他们会采用专业助人的方法，让丧亲者在疗愈之路上不再独自哀伤。有些相关机构还会组建哀伤团体小组，让有丧亲经历的人组成互助团体，彼此分享和相互支持。丧亲者也可以"丧亲团体"或者"哀伤辅导"为关键词寻找这方面的资源。

　　在疫情背景下，许多心理专业机构都开通了免费心理援助热线电话或网络咨询服务。这些专业资源，可协助因疫情而突然失去家人的丧亲者安全度过痛失亲人的难熬日子。待疫情结束后，也可以选择面对面的哀伤心理咨询。

　　我们也呼吁社会各界为在本次疫情中有亲人离世的丧亲者提供持续的关怀和专业性服务，为建设更为完善的哀伤疗愈平台提供不同的资源。

（编写：徐　洁　邢怡伦）

第二节　哀伤心理问题自助

18 亲友在疫情中不幸去世了，我的反应正常吗？

突如其来的严峻疫情，可能带走了我们身边的某些亲人和朋友。这些亲友的离世不是统计数据上每天更新的一个个因感染去世的数字，而是一次次令人悲痛的生离死别的重复上演。

在这个非常时期，经历亲友离世的我们，就像是在原计划与亲友结伴同行体验人生的旅途中，突然被命运带到一个完全陌生、无人陪伴的地方，于是五味杂陈，彷徨失措。

- 我们可能会悲痛万分、号啕大哭、濒临崩溃，不相信已经发生的一切。

- 我们可能会体会不到任何感觉，行尸走肉般地去处理后事，感觉自己被挤在一个玻璃瓶里，与周围的环境格格不入。

- 我们可能会责怪自己为什么没有更早地关心逝者，

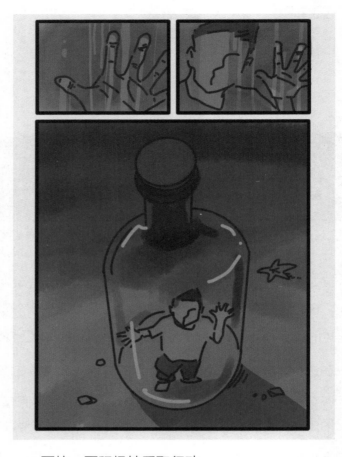

更快、更积极地采取行动。

- 我们可能会后悔自己此前的坚持和留守把家人带入了更危险的境地。

- 我们可能会对病情上报、求助、救治过程中的种种经历感觉到愤怒、无力、无奈、无助。

- 我们可能会在每个夜晚都因想念逝者而辗转反侧、彻夜难眠。

- 我们可能会一闭上眼睛就看到逝者在病榻上虚弱的样子，在梦中重现与逝者远远相望的最后一次告别的场景。

- 我们可能会沉浸在与逝者相处的回忆中，不知道没有逝者的生活还能怎么进行下去。

　……………

这样的状态持续一段时间后，我们甚至会开始怀疑，自己的反应到底正不正常，自己是不是出了问题、失控了，抑或是疯了。

一、在疫情中亲友离世，人们会有哪些哀伤反应？

其实，在亲友离世后，我们的心理和身体都会出现一系列的变化，我们可以把这些心身反应称为哀伤。

心理反应：哀伤是一种正常的、复杂的体验，它最大的特点是持续不断地渴望见到逝者、想念逝者，伴随着强烈的情绪痛苦——悲伤、内疚、愤怒、否认、责备自己或他人、难以接受亲友已离世、感觉自己的一部分自我已随亲友的离开而丧失、无法体验到积极情绪、情感麻木、难以参加社交活动或处理其他事务。由于这次疫情的突发性、严重性以及早期存在的响应不力问题，我们的哀伤更多表现为对外界的愤怒、对他人的责备；由于这次疫情的持续性，我们在失去亲友后还要继续与新冠病毒做斗争，仍然需要保持在应激状态下，所以也可能出现情感麻木、不真实的感受，以更好地让自己去应对持续的压力。

身体反应：与此同时，我们的身体也会通过其独有的方式进行哀悼——感觉胃口不好、不怎么想吃东西，睡不着、容易惊醒、常常做梦，心血管系统和激素水平也会发生变化。因这次疫情而失去亲友的很多人都会感觉到自己"心碎了"，关于丧亲的研究告诉我们，这并不仅仅是个比喻，失去挚爱真的会影响我们的心血管和心脏健康。此外，在亲友因为身体疾病而去世的情况下，有一些人的哀伤还会表现为出现跟逝者临终前相似的症状——比如在这次疫情中，可能会感觉到肌肉酸痛、乏力、胸闷、嗓子干痒想咳嗽等。如果医院检查结果显示并无异常，我们却出现了这样的感觉，那可能是身体在以自己独特的方式悼念逝者，无须太过惊慌。

二、为什么我们会出现这样的哀伤反应呢？

作为人类，我们都有基本的需要，比如吃饭、睡觉、获得安全感等等，爱与被爱也是我们的基本需要。成功时，我们想与挚爱分享；难过时，我们寻求他们的安慰；面对压力时，我们需要他们的鼓励。这些承担了我们的爱与依恋，甚至是生活希望的重要亲友，我们可以把他们叫作依恋对象。依恋对象与我们之间的关系，就像母亲与需要照顾的婴儿之间的关系一样：没有母亲，婴儿无法存活；失去挚爱，我们寸步难行。因此，挚爱离世后，我们的依恋系统会被激活，无法停止地想念他们，想要寻找他们，感觉到受伤、难过、痛苦、生气，甚至觉得自己的一部分自我也随之消失了。尤其在面对突发疫情这类重大压力的情况下，我们本来可以依靠依恋关系来共同克服，却被迫面临依恋关系的断裂，这个时候出现的想念、受伤、难过可能会更加强烈。

除了被照顾的角色外，与重要亲友之间形成的依恋关系也让我们想要去回报、去承担照顾者的角色。失去挚爱后，我们的照顾者系统也会被激活，我们会觉得自己没有尽到应尽的责任，对发生的事情感到内疚。这样的心情促使我们想要找回逝者，从而弥补我们所认为的亏欠。在疫情不断升级的当下，我们中的很多人本来就在承担照顾患病亲友，甚至是照顾患病的自己的角色，在抗疫前期又面临着资源短缺、知识不足等困难，亲人离世后就更可能出现"我本来可以做得更好"的念头，陷入深深的自责和内疚中。

与此同时，在依恋关系稳定、安全的时候，我们的探索系统会促使我们积极探索世界、激发个人潜能。可惜，挚爱的离世撼动了我们原以为坚不可摧的依恋关系，从而导致我们的探索系统被抑制，让我们失去探索世界的兴趣和信心，无法再享受过去所热爱的事物。由于新冠病毒的高传染性，原来春节期间的拜年串门、走亲访友、朋友聚会都无法进行，连续多日待在同一个地方的我们，探索系统或多或少已经被抑制了，在失去亲友后就更难重拾探索世界的乐趣。

所以你看，哀伤是一种爱的形式。我们与逝者生前的依恋关系有多紧密，逝者离世后我们的哀伤就有多强烈。因为我们爱逝者，所以我们会有思念和痛苦。因为我们的爱不会停止，所以我们也不可能彻底摆脱哀伤。

那我们就会沉浸在无止境的悲痛中无法自拔了吗？别担心，随着时间流逝，我们想念逝者的方式和程度都会有所改变。

三、人们的哀伤反应会如何变化？

在刚刚失去亲友的时候，我们会感受到非常强烈的思念和痛苦。尤其是在疫情发展如此迅速的情况下，突然失去亲友带来的心身反应会更加剧烈，更让人难以适应。这就像是我们肩上背负着一座大山一样，我们被压得紧紧的，喘不过气来。这个时候，我们体验到的是急性哀伤。

对大多数人来说，急性哀伤通常会持续 6 个月。如果失去的是孩子，我们的急性哀伤持续的时间可能会更长，这时候需要我们给自己更多的耐心和关怀。在急性哀伤期内，我们出现的各种哀伤反应都是正常的。

就像我们的免疫系统可以帮助我们抵抗新冠病毒一样，我们的大脑、身体、心理和社会支持系统也会帮助我们从急性哀伤中平复。虽然我们背负在肩上的这座大山不会消失，但它的重量会慢慢减轻，总有一天，它会变得像一块砖头一样，我们可以带着它继续前行。

哀伤依然存在，某些日子（春节、逝者的生忌和死忌、战胜疫情的日子等）、某些场景（医院、殡仪馆、家里、逝者的房间、救护车的鸣笛声、消毒水的味道、逝者离去那天的天气等）、某些人（逝者临终前陪伴在其身边的其他人、逝者的其他家人、朋友、医护人员等）依然会让我们想起逝者，引起我们的情绪痛苦，但我们已经在生活中找到合适的位置安放哀伤了。这个时候，我们体验到的是整合性哀伤。虽然我们无法改写过去所经历的痛苦，回到与从前一模一样的生活，但我们开始接受挚爱已离世的事实，也渐渐适应没有他们的生活，认识到人生旅途中还有属于自己的乐趣，还有可以爱与被爱的人。我们开始懂得，哀伤是生活的一部分，但不是生命的全部。

四、如何判断自己的哀伤反应是否正常？

虽然大多数人可以依靠自身资源和社会支持度过急性哀

伤期、实现整合性哀伤，但值得警惕的是，我们之中有大约十分之一的人可能会因为受到了一些干扰，无法顺利从急性哀伤过渡到整合性哀伤。

因此，很多人都会关心的问题是：我的哀伤反应正常吗？我是否顺利度过了急性哀伤期？如果你也有类似的疑虑，可以在疫情进入尾声时，尝试根据以下标准做一个简单的判断：

1. 在过去一个月中，每天至少会出现一次渴望见到逝者、想念逝者的情况。

2. 在过去一个月中，每天至少会体验到一次强烈的情绪痛苦，这些情绪痛苦的表现包括悲伤、内疚、愤怒、否认、责备自己或他人、难以接受亲友已离世、感觉自己的一部分自我已随亲友的离开而丧失、无法体验到积极情绪、情感麻木等。

3. 这种频繁出现的想念逝者和由此带来的情绪上的痛苦，已经严重影响到了我们的学习、工作、家庭生活和社交生活，降低了我们的学习效率或者工作效率，妨碍了我们履行家庭责任，破坏了我们的家庭关系，让我们不愿意跟朋友往来，或者在与朋友社交时不那么投入、快乐和亲密。

4. 停留在急性哀伤期的时间已经远远超过了与自己处境相似的家人朋友，超出了社会文化的期望。前文提到过，急性哀伤通常会持续 6 个月，但如果失去的是孩子，可能需要更长的时间才可以做出判断。

当我们同时符合上面所描述的四种情况时，我们就要提醒自己——我的急性哀伤变成延长哀伤了，我可能需要专业帮助了。

我们可以向心理老师、心理咨询师、心理治疗师、社会工作者、精神科医生等心理健康工作者寻求心理帮助。懂得及时、积极求助是一种勇气和智慧，而勇气和智慧会让我们不辜负挚爱对我们的信任，开启虽与原计划有出入，但仍然可以很精彩的人生旅途。

（编写：唐苏勤　徐　鑫）

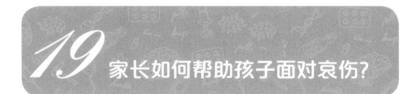

19　家长如何帮助孩子面对哀伤？

孩子的世界中通常有着一片欢乐纯净的天空，即使夜晚也是美好的，那里有无数的星星在向他们眨着眼睛。但是在这次疫疾如同暴风雨般突然袭来时，有些孩子将会失去自己挚爱的亲人，可能是无微不至照顾关爱他们的爷爷奶奶，可能是骨肉相连的最亲爱的爸爸妈妈，也可能是自己的亲戚，或小伙伴的家人。在疫情中亲友家人的突发性死亡可能会彻底颠覆孩子心中那个纯净的世界，那片天空将会变得漆黑，星光也将变成泪光。

一、丧亲后孩子会有什么哀伤反应？

很多成年人看到孩子哭了一会，又出门去玩了，甚至还会笑，便认为孩子不懂得哀伤。不！心理学研究早已揭示，有爱就会有哀伤。尤其是孩子和父母有着一种天然本能的依恋关系。这种关系的丧失必然会导致哀伤，只是孩子的哀伤反应与成人不同。

1. 有 40% 的孩子在失去父亲或母亲后会有强烈的焦虑感，担心会再失去双亲中的另一个。

2. 孩子会哭泣悲伤，出现情绪抑郁。

3. 不少孩子会有内疚感，觉得死亡与自己有关，比如平时不听话、调皮等，或没能做让亲人感到自豪或亲人所期望的事。尤其学龄前儿童（4～7岁），由于其认知发展处于自我中心化阶段，对死亡原因可能有魔幻化的思维，更容易认为是自己导致了不幸的发生。

4. 出现愤怒和情绪冲动，这在男孩子身上表现得更多。

5. 出现社交退缩，寡言少语。

6. 学习成绩下降，注意力难以集中。

7. 行为倒退，表现出比实际年龄更小的年龄阶段的特征，如生活自理能力下降、咬手指头、尿床、变得更加黏人等。

8. 自尊心受损，觉得自己是同伴中的"异类"，是有"缺失"的人。

9. 健康方面出现问题，比如头痛、睡眠障碍、饮食紊乱、免疫力下降。

10. 变得胆小，缺乏安全感。例如不敢独自上厕所、独自睡觉，担心自己也会突然死去。

11. 年幼的孩子注意力不能一直集中，他们会在哭完后又出去玩耍，这并不是他们不再哀伤，玩耍是他们应对哀伤的一种方法。

二、孩子的丧亲哀伤会不会自然消失？

只要有爱，哀伤就不会完全地消失。大多数的孩子能够逐渐适应丧亲哀伤，并可以带着对亲人的怀念健康地成长。但也有一部分孩子因为哀伤没能及时得到适当的疏导，很可能会出现不同的心理障碍，影响他们今后的生活。如果孩子的哀伤症状持续六个月以上并影响了他们正常的生活和学习，他们则很可能已经罹患延长哀伤障碍这种由丧亲引起的心理疾病，这会极大地影响孩子的身心健康和未来的成长。

此时，家长需要为孩子寻求专业的哀伤心理干预。

在这次疫疾中，有些孩子是在毫无准备的情况下突然失去至亲的。逝者和孩子的关系越亲密，哀伤给孩子带来的痛苦就会越强烈。孩子在生活及情感上对逝者的依赖程度越高，丧亲对孩子带来的影响就会越大。同时，由于此次疫情的特殊性，很多孩子可能连亲人最后一面都没见着，来不及告别，逝者就被火化了。这些都增加了孩子发展出延长哀伤障碍的风险。因此，家长需要尽可能给予这些情况下的孩子更多关照。

三、如何帮助孩子应对哀伤？

1. 帮助年幼的孩子理解死亡。家长要用温和适当的语言和方式让孩子理解：死亡是不可逆的，是永远的分别，比如邻居家的小狗死了就再也不会活回来；死亡是身体机能全部停止了工作，比如不再说话、走路；死亡是由某种原因造成的，比如新冠肺炎会导致身体功能衰竭等。

2. 葬礼是孩子哀伤关怀中一个重要部分。中国的文化习俗不希望孩子参与葬礼，觉得葬礼"阴气"太重。但如果逝者与孩子有极亲密的关系，不让孩子参加葬礼就可能使孩子感到终身遗憾和痛苦，严重者还会出现创伤后应激障碍。家长需要征求孩子的意见，是否要参加已故亲人的葬礼。如果孩子要参加，就要事先向年幼的孩子解释葬礼的过程。

3. 家长对丧亲事件的情绪反应是影响孩子的哀伤纾解的第一重要因素。控制自己的情绪对丧失配偶的父母来说尤为艰难。但家长必须为孩子着想，尽量不要在孩子面前表现出剧烈的情绪反复，如发脾气、无休止的哭泣等。

4. 家长要和孩子有正常的情感交流。家长可以分享自己的痛苦和思念，可以在孩子面前流眼泪，也可以鼓励孩子表达他们的痛苦和思念，尽量耐心回答孩子的种种疑问。

5. 家长不能要求孩子必须用"坚强"来应对哀伤。孩子有爱的权利，就有哀伤的权利。哀伤的压力需要疏导，而不是用"坚强"来压抑。

6. 尽可能保持家庭原来的生活节奏。不去改变孩子原来的教养方式，更不要用溺爱去补偿孩子的丧失，否则只会压抑孩子与生俱来的内在抗挫力。研究表明，温暖而有纪律的教养方式更有利于孩子的健康成长。

7. 用不同方法引导孩子纾解哀伤。比如绘画、涂鸦、沙盘游戏等。

8. 消除孩子的内疚感。要明确地告诉孩子亲人的死与孩子没有关系，鼓励孩子表达自己的内疚。可引导孩子用给逝者写信、画画等方式来表达。同时，也可以尝试列举孩子曾经为逝者做过的事，来帮助孩子减少自责。

9. 对于上文提到的孩子的行为倒退（如尿床、咬手指、黏人等），不要斥责或嘲笑。**要理解这是正常的，也是孩子需要更多陪伴和关爱的表现。**

10. 为孩子提供告别的机会。在这次疫情中，很多人可能没有机会与逝者见最后一面。如果孩子不愿或没有机会参加葬礼，则也可能留下终身的遗憾。可以进行简单的告别仪式，例如写信、扫墓等，让孩子有机会对逝者说再见。

11. 帮助孩子缅怀逝者。孩子会用自己的方式来怀念逝者，作为家长可以提供适当的支持。例如，与孩子分享关于逝者的回忆，共同整理照片，允许孩子保留逝者的遗物作为纪念，陪伴孩子扫墓，一起重访与逝者有关的场所等。

12. 在一些特别的日子（如逝者的忌日、生日，父／母亲节），要更加留心孩子的状态。可以在这时与孩子沟通感受，或共同进行纪念活动。

13. 联合外在的支持。家长可以与学校老师保持联系，了解孩子在学校的状态。也可以请其他亲人（例如孩子的爷爷奶奶、孩子信任的长辈等）共同关心孩子，帮孩子建立更大的支持网络。

14. 注意延迟的哀伤反应。有些孩子可能不会立即表现出哀伤反应，家长可能误以为孩子还不懂事或是足够坚强。但哀伤反应可能会在半年或一年后出现。同时，有些孩子会出于对家长的担心而假装坚强。家长既要尊重每个孩子自己的哀伤节奏，同时也要保持对孩子的关怀。

15. 如果发现孩子长期沉溺在哀伤中或有明显的不健康的行为变化，或者家长自己无法调整自己的情绪，那就要寻求专业心理咨询师的帮助。请注意，一定要咨询经过哀伤咨询训练的咨询师。

四、在与孩子的沟通过程中应注意些什么？

在帮助孩子面对哀伤的过程中，沟通尤为重要。研究表明，在经历丧亲后，家长开放、共情、敏锐、积极的沟通方式可促进孩子的心理健康。

1. 开放。开放而坦诚地与孩子沟通彼此的感受、想法、困扰。不要回避谈及逝者及与丧亲事件相关的话题。过度压抑反而会使情绪得不到宣泄，从而酝酿出更多的问题。

2. 共情。当孩子有强烈的哀伤反应时，不要急于说"你不能这么想"。要尝试去理解，可以试着说："我理解你的感受，这是正常的，你可以表达出来。"就算不能完全理解，也可以告诉孩子："我可能没办法感同身受，但任何时候只要你需要我都愿意陪伴你。"也可用肢体语言（如拥抱）表达你的支持。

3. 敏锐。在交流中，尽量敏锐地探寻孩子正面临的问题和需求，并作出回应。例如，当孩子表现出自责内疚时，要及时帮孩子排遣。

4.积极。在哀伤的情绪得以安放的同时，也要共同积极地面对新的生活。试着在交谈中鼓励孩子参与一些兴趣活动，给孩子支持和力量。告诉他你们可以彼此支持，一起过好以后的生活。

孩子宛如破土而出的嫩芽，虽稚嫩，但有顽强的生命力。在这场疫疾中的丧亲哀伤的确是一场残酷的暴风雨，但只要有细心的呵护和科学的疏导，嫩芽必然可以长成一棵参天大树。

（编写：刘新宪　焦克媛）

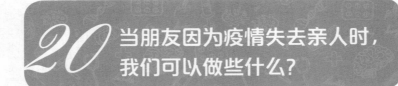

20 当朋友因为疫情失去亲人时，我们可以做些什么？

疫情当前，我们每一天都会主动或被动地接收到各种消息，这些消息中有些让我们看见希望，但更多的令我们感到沮丧。随着发布的新冠肺炎相关数据的不断攀升，我们变得担心、焦虑甚至是感到无望。更让人感到难过的是，听见

"死亡"二字。虽然目前的数据告诉我们，这只是小概率事件，但我们也清楚地知道，稍不留神，这场灾难的主角就可能是你，是我，是我们身边的任何一个人。

在这一场战役中，你我都不是旁观者。

当灾难降临到我们身边时，当朋友因为疫情失去所爱之人时，他们可能不只经历了失去亲人的悲伤，还经历了由于情况特殊不能与逝去的亲人好好告别的撕心裂肺之痛，经历了自己被感染后恢复健康的艰难历程，经历了灾难性事件带来的种种创伤体验，那么我们可以做些什么呢？

一、不带期待地耐心陪伴丧亲者

首先，需要明确的是，并非所有人都适合承担"陪伴者"这一角色。尽管我们都是出于好意，但不适当的"陪伴"很有可能会加重对方的负担。对于他们来说，最需要的不是能够起到指引作用的领路人，也并非在其身后的默默跟随者，而是能够在哀伤之途中常伴左右的同行人。

在此之前，也请务必做好心理准备——可能在很长的一段时间内，你的陪伴不一定起到你所预期的作用。我们往往会有这样的一种假设：努力理应得到回报。显然，你如果抱持着这样的想法来陪伴丧亲者，就很容易被现实打击，甚至感到沮丧与愤怒——你可能会觉得自己的努力并没有换来对方应有的反馈。请尽快抛弃这样的想法，每个人的哀伤都各不相同，我们无法用"常理"去想象他所经历的这一切对他而言究竟意味着什么。但你的陪伴，一定能够让他感受到支持的力量。

二、用具体行动支持丧亲者

以下内容是根据我们的经验、相关书籍与文献资料、公益网站的文章所整理的一些建议，希望能够对你有所启示。

1. 真诚的支持与陪伴至关重要。在与丧亲者接触时，我们常常会说"放心吧，很快就会好的""打起精神来""你会克服的"这类话，事实上，对于丧亲者而言，这一类安慰十分苍白无力，暗含着"你的伤痛与哀伤是不适宜的，你得尽快调整过来""你必须为你的哀伤设定一个期限"等含义，并且还会让他们感到你其实无力去承载或不愿意进一步去倾听他们表达伤痛。

尽管这次疫情是你我共同经历的，但是丧亲者承受的要远远更多，不要轻易地说出"我理解你的感受"之类的话，坦率地承认"我也不知道该对你说些什么，但是我愿意陪着你。你如果有任何想要说的，可以跟我聊一聊，不想说的话也没有关系"。多倾听，多陪伴，有时候一个真诚的拥抱比任何言语都更能让他们感受到支持的力量。

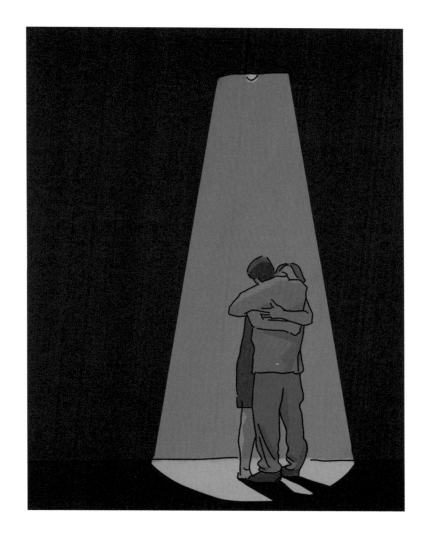

　　2. 请勿对他们的生活指手画脚。有些时候，特别是很长一段时间过后，对方的生活状况在你看来仍旧"十分糟糕"，请务必不要提出过多的"指导性意见"。例如，"你已经沉溺哀伤之中了，你应该出去走一走""你必须多与别人交往""你得收拾屋子，这样才能够让自己过得好一点"。

请尽量少用或者不使用类似"应该""必须"等带有强烈指示性的词语，不要告诉任何人"应该做些什么"。如果一定要提建议的话，多使用"你可能需要……""或许你会想要……""我觉得我们可以……你认为呢？"这一类开放式的说法，给他们可以纠正的空间，让他们知道，他们可以选择任何让自己感到舒适的方式去度过这段时间。

3. 接纳对方哀伤的表达。对于每一个人来说，其哀伤过程都是"独一无二"的，每个人都有其自身的"哀伤时间线"，并且哀伤本身会受到不同文化、环境、个人经历的影响，可包含多重情绪。在表达你的关心与共情时，用"虽然我不能完全了解你的感受，但是我好像感觉得到你觉得……（对方的感受），因为……（对方的过往经历、想法、行为），是这样的吗？"这样的语句会更合适。

在朋友向你倾诉的过程中，他们也许会责怪他人或责怪自己，表露出一些愤怒的情绪，此时你要做的是陪在他们身边倾听情绪的表达，不要尝试说服或暗示他的想法是消极的、错误的，这会削弱他们倾诉的意愿，他们会感到非常不安甚至拒绝再与你交流。

4. 帮忙处理一些具体的事务。对于一些刚刚失去所爱的人来说，悲痛会削弱他们的判断力，这个时候如果有人能够帮忙处理一些具体事务，如帮忙接听电话、安排后事、照料宠物、收拾家务、缴纳水电费等等，则会起到非常大的支持作用。

5. 不要期待对方主动求助。有时候，我们会说："你如果有什么需要，就给我打电话。"但对于沉溺于哀伤之中的人们来说，即便是拨出电话这么简单的事情，也会让他们觉得困难，并且他们也会担心你是否"真的"想要接到他们的电话，是否"真的"愿意提供帮助。显然，对于一部分处于这个阶段的丧亲者来说，这并非易事。他们需要你的帮助，但可能并不愿意主动开口求助。因此，你如果真的想要提供帮助，则可以主动联系对方，看看有什么可以帮忙的地方。

6. 不要害怕说出逝者的名字。有些时候，为了避免唤起痛苦的回忆，我们会不由自主地避免去谈及逝者或说出逝者的名字，甚至在不小心提及的时候，还会说一句抱歉："啊，不好意思，我不是故意提到这个的。"每一个"抱歉"之后，都似乎有一句回复叫"没关系"。但这显然并不是一件"没有关系的事情"。你的这种反应会强化丧亲者"回避的行为"，事实上，对于丧亲者而言，他们需要机会向他人谈起离去的亲人，你的回避可能会让他们觉得"你并不想听到这些事情"，或是他们"不应该经常去谈论这些事情"。

7. 了解丧亲者进一步求助的信号。在哀伤的早期阶段可能会出现以下迹象：

- 产生自杀的念头及行为。

- 难以控制地哭泣。

- 觉得自己的生活完全没有了意义。

- 认为自己不可以出现"快乐"等积极情绪。

- 产生无望及无助的感觉。

- 不能集中注意力。

- 存在严重的食欲及睡眠问题。

- 对烟酒上瘾或是依赖药物。

- 拒绝社交。

- 产生原因不明的躯体疼痛。

随着时间的推移，如果朋友的这种迹象越发严重，请警惕，及时给予他们支持并在必要时向有经验的治疗师求助。

（编写：唐任之慧 邹欣妍）

第五章

心理自助工具箱

在心理援助资源总体紧缺的情况下，疫情下人们的心理自助尤其重要。本章为疫情下的人们提供了一个"心理自助工具箱"，其中的工具都来自认知行为疗法。

认知行为疗法以短程、高效著称，发展至今已有众多自助方法即工具面世，且有足够的科学研究证据证明它们有效。我们从中选取了八个工具，分成两大部分，分别是"负性情绪的评估与调节"和"正念、放松与助眠技术"，对于每一个工具，我们都附上了它的适用情境和原理，并且举例说明如何运用。这些工具可以帮助你了解并调节自己的情绪，放松自己紧张的身体，在觉察自己的同时专注于当下，恢复正常睡眠等。虽然这些工具无法完全代替专业的心理援助，但相信能满足部分心理自助的需要，如果在专业认知行为治疗师的指导下，效果则会更佳。

第一节　负性情绪的评估与调节

抑郁－焦虑－压力量表（DASS-21）

一、使用情境

适用于在疫情下体验到焦虑、抑郁、愤怒等负性情绪的你，当你想要评估了解这些负性情绪的程度时可使用。不过，心理量表只能作为初步参考，切勿完全依赖心理量表，最好由专业人士来帮助你解读量表的含义。

二、原理

抑郁－焦虑－压力量表是常用自评量表，用于评估个体负性情绪的严重程度。由抑郁、焦虑和压力反应三个部分组成。三个部分各自得分和总分都可以反映负性情绪的严重程度。

三、使用举例

请按照以下指导完成抑郁 - 焦虑 - 压力量表（DASS-21）。原始的得分乘以 2 得到最终得分。最终得分对照以下标准可得出以下判断：

- 抑郁得分 ≤9 分为正常，10 ～ 13 分为轻度，14 ～ 20 分为中度，21 ～ 27 分为重度，≥28 分为非常严重；

- 焦虑得分 ≤7 分为正常，8 ～ 9 分为轻度，10 ～ 14 分为中度，15 ～ 19 分为重度，≥20 分为非常严重；

- 压力得分 ≤14 分为正常，15 ～ 18 分为轻度，19 ～ 25 分为中度，26 ～ 33 分为重度，≥34 分为非常严重。

请仔细阅读以下每个条目，并根据过去一周的情况，在每个条目中选择适用于你的情况的程度选项（评价程度：0，不符合；1，有时符合；2，常常符合；3，总是符合）。请回答每个条目，选择没有对错之分。

1. 我觉得很难让自己安静下来。	0	1	2	3
2. 我感到口干舌燥。	0	1	2	3

3. 我好像没有感觉到任何愉快、舒畅。	0	1	2	3
4. 我感到呼吸困难（例如，气喘或透不过气来）。	0	1	2	3
5. 我感到很难主动去开始工作。	0	1	2	3
6. 我对事情往往做出过敏反应。	0	1	2	3
7. 我感到颤抖（例如，手抖）。	0	1	2	3
8. 我觉得自己消耗了很多精力。	0	1	2	3
9. 我担心一些可能让自己恐慌或出丑的场合。	0	1	2	3
10. 我觉得自己对不久的将来没有什么可期盼的。	0	1	2	3
11. 我感到忐忑不安。	0	1	2	3
12. 我感到很难放松自己。	0	1	2	3
13. 我感到忧郁沮丧。	0	1	2	3
14. 我无法容忍任何阻碍我继续工作的事情。	0	1	2	3
15. 我感到快要崩溃了。	0	1	2	3

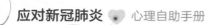

16. 我对任何事情都不能产生热情。	0	1	2	3
17. 我觉得自己不怎么配做人。	0	1	2	3
18. 我发觉自己很容易被触怒。	0	1	2	3
19. 即使没有进行明显的体力活动，我也感到心律不正常。	0	1	2	3
20. 我无缘无故地感到害怕。	0	1	2	3
21. 我感到生命毫无意义。	0	1	2	3

量表来源

LOVIBOND S H, LOVIBOND P F. Manual for the depression anxiety & stress scales. 2nd ed. Sydney: Psychology Foundation, 1995.

龚栩, 谢熹瑶, 徐蕊, 等 . 抑郁－焦虑－压力量表简体中文版（DASS-21）在中国大学生中的测试报告 . 中国临床心理学杂志, 2010, 18(4): 443－446.

（整理：李荔波）

认知解离练习

一、使用情境

适用于被痛苦的想法或无用的念头困扰的你，当你面对这些问题时，可使用认知解离练习减轻它们对自己的困扰，投入到有意义的事物中。

二、原理

解离，意味着隔离、分开。认知解离，意指与自己的认知（包括信念、想法、记忆等）拉开距离，而不是与之纠缠在一起。

当我们被自己的想法纠缠住并允许其支配我们的行动时，称为"认知融合"。它可通俗地理解为我们陷在了自己的想法中，由它们主宰我们的意识，影响我们的情绪和行为。例如，一个人陷入了"戴什么口罩都没办法防止带病毒的飞沫"的想法时，他会很焦虑，回避出门购买必需品，甚至反复洗脸、洗鼻及确认身体状况。

"认知解离"就是让我们不再陷于自己的想法中，而是能跳出想法，退到一旁看着它们。如此一来，我们就会发现，想法的本质不过是一堆文字或图片而已。就好像当电影画面太恐怖时，我们会让自己从身临其境退回到观众的位置，意识到自己活在现实世界而不是恐怖电影里。

三、使用举例

1. 简短解离法："我现在有这样一个想法……"。

第一步，回想那个让你最烦恼的想法是什么。注意当你最烦恼时，大脑在对你说什么。例如，"我要在医院照顾病人，却没有办法照顾自己的孩子，我不是一个称职的妈妈"。

第二步，如果可以，把句子缩减得简短些。例如，"我不是一个称职的妈妈"。然后觉察一下：你与这个想法之间有多紧密？它是否把你纠缠住了？

第三步，用 10 秒的时间与这个想法融合，即完全深陷其中，并尽可能相信事实就是这样的。

第四步，现在以这个语句开头重新默念这个想法："我现在有这样一个想法……"例如，"我现在有这样一个想法——我不是一个称职的妈妈"。

第五步，再次重复这个想法，但是这次在前面加上这句话："我注意到我现在有这样一个想法……"例如，"我注意到我现在有这样一个想法——我不是一个称职的妈妈"。

第六步，现在体会一下，你是不是有种与想法拉开了一些距离的感觉。

2. 正念解离法：想象随溪水漂流的落叶。

请跟随下面的指导语做这个练习。可有节奏地朗读以下文字，用手机录音。之后可播放录音来帮助我们进行认知解离练习。要注意：练习的目的是通过观察自然状态下的"想法流"，拉开自己与想法的距离，但不刻意控制它们出现还是消失，无论正面还是负面的想法，都允许它们以自己的节奏自由来去。

指导语：请以舒服的姿势坐好，请根据你自己的喜好，可以闭上眼睛，或者把注视点固定在某一点上。想象你正坐在流水潺潺的小溪边，水面上漂浮着片片落叶。请尽情发挥你的想象，这是你的想象。（暂停10秒。）现在，在接下来的几分钟里，拿出你大脑里蹦出的每个想法，把它们放在落叶上，让它们随着落叶漂动。无论这些想法是积极的还是消极的，愉悦的还是痛苦的，都放上去。即使它们是绝妙的想法，也把它们放到落叶上，让它们随溪水漂走。（暂停10秒。）如果你的想法停止出现，那么请注视流水。你的想法迟早会再次出现。（暂停20秒。）让流水以它自己的速度流动，不要试图加快它，也不要试图将落叶冲走，你要允许它们以自己的节奏来来去去。（暂停 20 秒。）如果你的头脑说"这太蠢了"或"我做不到"，将这些想法放在落叶上。（暂停 20 秒。）如果落叶被挡住，就让它们在那里徘徊，不要强迫它们漂走。（暂停 20 秒。）如果有不舒服的感觉出现，如厌烦或失去耐心，承认它就好。对你自己说，"这里有一种厌烦的感觉"或者"这里有一种不耐烦的感觉"，然后把它们放到落叶上，让它们随之流动。你的想法会不时地勾住你，你就会不再处于练习的状态。这是很正常也很自然的事情，它会反复发生。一旦你意识到这一点，请温柔地承认它，并重新开始练习。

现在，我们的练习要结束了，请你在椅子上坐好并睁开眼睛。环顾四周，注意你看到和听到了什么。伸展一下你的身体。欢迎回来！

方法及指导语来源

哈里斯 . ACT，就这么简单！接纳承诺疗法简明实操手册 . 北京：机械
    工业出版社，2016：123-169.

（整理：李 青）

想法记录表

一、使用情境

适用于在疫情下觉察到负性情绪比较强烈或者想法比较不合理时。

二、原理

影响情绪的不是情境本身，而是我们对这个情境的看法。但是有些没有功能的负性想法经常在脑海中自动闪过，它们不一定是真的，或者过于灾难化，或者只是所有可能性中的一种，或者对我们根本没有用。而在我们认真去审视这些想法之前，它们就深深地影响了我们，让我们情绪糟糕，丧失功能。

这份想法记录表可以用一些针对性的提问帮助我们重新理性地审视我们的想法。

三、使用举例

早上，W 先生戴着口罩出门买菜，在回家的路上突然想到刚才买菜的时候旁边站着的人咳嗽了一声。于是他非常担心，觉得自己可能已经感染了新冠肺炎。他认为自己会慢慢呼吸困难，便非常害怕，整天坐立不安。

他填写了想法记录表来帮助自己重新审视想法。他从上至下依次回答了这张表里的提问，最终得出了更加平衡的想法来替代原来的想法，情绪得到了纾解（对情绪的评分从原来的 80 降到了 30 ）。W 先生填的表格如下：

情境或某个引发情绪的想法	提问：什么情境或念头引发了我的情绪？ 回家路上，想到自己刚才买菜时，旁边有人咳嗽。
情绪	提问：什么词可以描述我的情绪？强度是多少？ （1 ～ 100） 恐惧。（80）
自动想法 （图像）	提问：当出现上面一栏的情绪时，我想到什么？头脑中出现了什么画面？相信程度是多少？ （1 ～ 100%） 我已经被传染了。（90%）

对想法的提问和回答	提问：（1）有什么证据能证明上面一栏的想法？（2）有什么证据证明这个想法不是真的？（3）还有其他可能吗？（4）最糟糕的是什么？可能性多大？（5）如果最糟糕的发生了，你会怎么应对？（6）这么想对我有什么帮助？
	（1）我喉咙有些痒。（2）我戴着口罩，离他有很远的距离，也没有面对面。（3）他只是普通的感冒，我喉咙痒也是因为我本来就有慢性咽喉炎。（4）最糟糕的就是染上了新冠肺炎，但可能性不会太大。（5）如果发生，我就积极去治疗。（6）现在想这些没有用。
替代／平衡想法	提问：上面一栏中的答案综合起来是什么样的？
	他确实咳嗽了，我也有些嗓子痒，不过我有防护，离他也远，被感染的可能性不大。即使被感染，最多就是去治疗。不确定的东西，想东想西对我完成手头的事情也没有帮助。
对情绪进行再评分	提问：根据上面一栏的答案，我原来的情绪还有多强？（1～100）
	恐惧。（30）

表格来源

GREENBERGER D，PADESKY C A. 理智胜过情感. 北京：中国轻工业出版社，2018：249-275.

（整理：谷　皖）

愉快活动清单及活动记录表

一、使用情境

适用于被隔离时感到无聊或者情绪低落不想做事的时候，也可以在家庭中陪伴孩子时使用。

二、原理

情绪低落时，人们可能不愿参与活动。而不参与活动就得不到外界的反馈与奖赏，人们容易失去愉快感和掌控感，进而更不想活动。愉快活动清单及活动记录表可以帮助我们找到并选择适合的活动，从而提高愉悦度，缓解无聊和低落的情绪。

三、使用举例

根据以往的经验列出所有适合自己或家庭在居家期间进行的活动。可以和家庭成员一起设计活动方式，确定活动的具体时间，准备活动的内容。记录活动开始的时间、结束的时间，以及完成活动的愉快感和成就感。之后就可以根据愉快感和成就感来选择可以在居家时做的活动。具体做法如下：

　　写下你当天所计划的愉快的活动内容，根据计划执行这些活动，然后记录活动的相关事项，采用 0～10 分的评分，对完成度（活动完成的程度）以及愉快感（你所体验到的享受程度）做出评价。0 分意味着你没有任何完成度或愉快感。10 分意味着你获得了最大限度的完成度或愉快感。以下是一个中学生的活动记录表。

编号	愉快的活动	活动方式	开始时间	结束时间	完成度	愉快感
1	跟同学一起联网讨论写小说	网络视频	上午9:20	上午10:10	8 分	10 分
2	参加数学兴趣小组的"巧解难题"竞赛	QQ 群	下午2:00	下午3:30	6 分	10 分
3	阅读《棋王》，并读完一半的篇幅	单独阅读	下午3:00	下午4:40	10 分	8 分
4						

理论及表格来源

PERSONS J R. 认知行为治疗的个案概念化 . 北京：中国轻工业出版社 ,2019:29.

CROSBY G. 心理教育团体与公众健康问题 . 讲座 .2020.

（整理：李忠伟）

第二节 正念、放松与助眠技术

腹式放松练习

一、使用情境

适用于正在经历紧张、焦虑、失眠的人们，也同样适用于普通人群肌肉紧张需要放松的时候。

二、原理

当人们处于焦虑或失眠状态时，通常采用胸式呼吸，这时交感神经在起主导作用，而进行腹式放松练习，可以让身体的交感神经转为抑制状态，副交感神经兴奋，从而缓解焦虑情绪，更好地助眠。放松练习有多种，常用的还有渐进式放松。

三、使用举例

可用温和的音调有节奏地朗读指导语，用手机录音。之后可播放录音来进行放松练习。

指导语如下：

首先，请模拟紧张时快速的呼吸，观察胸部的快速起伏。这是我们平常使用的胸式呼吸。你感觉怎么样？接下来，我们要试试腹式呼吸。

请把一只手放在胸部，另一只手放在腹部。

现在请吸气，吸气时试着让放在胸部的手不动，放在腹部的手随腹部鼓起。然后，当呼气时，放在腹部的手随腹部下沉。

在你吸气时，请数到 4，然后暂停 1 秒再呼气，呼气时数到 6。

吸气，1，2，3，4，暂停，呼气，1，2，3，4，5，6。

非常好，让我们再试两遍：

吸气，1，2，3，4，暂停，呼气，1，2，3，4，5，6。

吸气，1，2，3，4，暂停，呼气，1，2，3，4，5，6。

就用这种方法进行 20 次呼吸。就像刚才练习的那样，吸气时数到 4，暂停 1 秒后呼气，呼气时数到 6。 如果你忘了数到几，只需猜测某个数字，并从它开始数即可……

（20 次腹式呼吸完成后可结束练习。）

现在感觉如何？和之前有何不同？

指导语来源

THE CLEVELAND CLINIC FOUNDATION. Diaphragmatic breathing. [2020-02-08]. https://www.psychology.uga.edu/sites/ default/files/CVs/Clinic_Diaphragmatic_Breathing.pdf.

（整理：王明星）

身体扫描练习

一、使用情境

适用于因焦虑等情绪无法关注当下时，或因压力大、身心耗竭、恐慌、焦虑情绪而导致的睡眠不足、睡眠质量差、睡不着等情况。该练习可在白天无法专注于当下时做，也可以在睡前或早醒时躺在床上做。

二、原理

身体扫描是正念练习的一种。通过从脚到头扫描身体，逐一关注身体的每个部位，把呼吸带到全身，把注意力带到身体感觉上，关注身体每个部位的舒服和不舒服的感觉。该练习的重点是学会专注但不评判，使得聚焦点回到当下，而不是总是担心未来，或者沉湎过去。

三、使用举例

身体扫描时可坐可躺，以下以躺在床上进行身体扫描为例。可有节奏地朗读以下指导语，用手机录音。之后可播放录音来帮助我们进行身体扫描（另有书籍配套音频，详见 https:// mp.weixin.qq.com/s/mtZytPqLLGi9PC6PZfY 3Cw）。

请让自己舒服地躺在床上，眼睛轻柔地闭上。花几分钟时间来感受一下自己的气息运动和身体感觉。准备好以后开始关注身体的感觉，尤其是与床铺接触部位的触觉和压力感。每次呼气时，允许自己放下，更深地陷入床铺中。提醒自己练习的目的不是放松或沉静，这些可能发生，也可能不发生。相反，练习的目的是尽自己所能按顺序在身体不同部位移动注意力时，对你体验到的身体感觉加以觉察。

请试着把注意力带到下腹部，觉察呼气、吸气时腹部感觉的变化。花几分钟来感受一下自己吸气、呼气时的身体感觉。

然后让注意力经过左腿，接着进入左脚，到达左脚趾。依次关注左脚的每个脚趾，带着轻柔的好奇来探索（停顿15秒），也许会觉察到脚趾之间接触的感觉，比如麻麻的感觉、温暖的感觉，或者也许并没有什么特别的感受。

准备好以后，吸一口气，去感觉或者想象气息从肺部进入，经腹部进入左腿、左脚，一直到达左脚趾。呼气时，感觉或想象气息沿着原先的路线返回，从脚部开始，经过腿部、腹部、胸部后，从鼻腔呼出。试着用这样的方式持续进行几次呼吸，气息到达脚趾，然后从脚趾离开（停顿30秒）。这个方法体会起来也许有点困难——带着些许游戏的心态，试着"呼吸"到身体部位即可。

接着，慢慢呼出一口气，放松自己的脚趾，将注意力带到左脚底部的感觉上——把温和、探索性的觉察带到脚底、脚背、脚跟，觉察一下脚跟与床面接触的感觉，并探索脚底的感觉（停顿15秒）。把注意力扩展到脚踝、脚背，以及骨头、关节等。然后，深吸一口气，并把气息导入左脚，呼气时让气息完全离开左脚，把注意力依次聚焦到左腿各个部位——小腿肚、胫骨、膝盖等等（停顿30秒）。

继续把温和而好奇的觉察聚焦在左腿上部、右脚脚趾、右脚、右腿、骨盆区域、背部、腹部、胸部、手指、手掌、胳膊、肩膀、脖颈、头部、面部等。对于每个身体部位，带着清晰的觉察和轻柔的好奇，去体会该部位的感觉（停顿15秒）。对于每个主要的身体部位，在吸气时"进入"这个部位而在呼气时"离开"。

当身体某一部位感受到紧张，或者有其他强烈的感觉时，可以在吸气时轻柔地将觉察带到这个感觉上，在呼气时尽量去体会放松、释放的感觉。如果你觉察到走神了，看一下它去了哪里，然后温和地把注意力带回到正在关注的身体部位上（停顿30秒）。

这样"扫描"完身体以后，请花几分钟时间来体察一下整个身体的感觉，看看呼吸如何自由地出入你的身体。

四、练习要点

1. 准备：躺在床上，关注身体与床接触部位的触觉和压力感。

2. 把注意力带到腹部，感觉腹部的呼吸。然后依次把注意力带到左脚趾、脚底、脚跟、脚背、小腿肚、胫骨、膝盖、左腿上部、右脚脚趾、右脚、右腿、骨盆区域、背部、腹部、胸部、手指、手掌、胳膊、肩膀、脖颈、头部、面部等，依次去体验每个部位的感觉。

3. 在觉察每个部位时注意：带入呼吸到该部位停留片刻，探索该部位的感觉，然后把呼吸带出该部位，放弃对该部位的关注，然后把注意力转移到下一个身体部位。

4. 如果练习中走神了，只是留意到就可以了，把注意力重新带回到正在关注的身体部位上。

指导语来源

TEASDALE J，WILLIAMS M,SEGAL Z. 八周正念之旅：摆脱抑郁与情绪压力 . 北京：中国轻工业出版社 , 2017: 54-55.

（整理：魏　丽）

正念呼吸练习

一、使用情境

新冠肺炎疫情下，当你的担心、愤怒、悲伤、烦躁等负面情绪袭来时，你可以采用这个简短的方法进行练习，适时进行自我心理调适，也可在睡前使用，只需将坐式改为躺式来练习，帮助自己入眠。

二、原理

呼吸时刻伴随着我们。将意识集中于呼吸，可以让注意力和意识转移到在当下能够体验到的身体感觉上。当我们特别着重于呼吸体验时，我们会体会到"全然在当下存在"的感觉，以帮助我们达到内心的平静和情绪的稳定。

三、使用举例

练习时，请找一个令你感觉温暖、舒适、安全、不受打扰的地方。可有节奏地朗读以下指导语，用手机录音，之后可播放录音并根据录音来帮助我们进行正念呼吸练习。

现在，我希望你闭上眼睛，专注于呼吸所涉及的各种身体感觉（停顿 10 秒）。比如，注意空气进出鼻孔的感觉，注意你的肺部、胸部和腹部扩张和收缩的感觉（停顿 15 秒）。你可以整体上注意到这些感觉，也可以专注于某个特定的感觉，比如空气从鼻孔进出（停顿 30 秒）。

在专注于感觉时，你可能发现自己的心念会漂移，各种想法会浮现，或者从一分钟前你开始陷入了烦恼或者沉思。当你意识到这一点时，请轻柔地将注意力放回到你的呼吸上（停顿 45 秒）。无论你的心念漂移了多少次，每次都要意识到它的发生，并且轻柔地将注意力放回到呼吸上（停顿 30 秒）。当你的心念漂移时，无须批评自己或感到沮丧，因为我们的心念本来就会漂移。你要做的，就是注意到它的发生，然后轻轻地将注意力放回到你的呼吸上（停顿 40 秒）。

如果你的脑海中浮现了很多想法，那没关系。你无须驱赶它们，也不用改变它们。你专注在自己呼吸的感觉上，所以只需注意到它在那里，那些想法就会自行消失（停顿 60 秒）。

现在，如果给你情绪的强烈程度从 0 到 10 打分，它有几分？你可以睁开眼睛了。

指导语来源

SEGAL Z V, WILLIAMS M G, TEASDALE J D. Mindfulness-based cognitive therapy for depression: a new approach to preventing relapse. New York: Guilford Press, 2002.

（整理：王　莉）

刺激控制法

一、使用情境

刺激控制法是指在人清醒的状态下，不让其躺在床上，也不让其待在卧室里，使卧室和床只与睡眠产生联系。这个方法适用于那些入睡困难、容易觉醒、夜间醒来反复看手机查闹钟和白天在床上时间过多的失眠者。

二、原理

刺激控制法基于条件反射的原理。给够食物，狗就会流口水。如果每次给狗食物的同时都摇铃，久而久之，只要摇铃，狗就会流口水。摇铃和流口水之间就产生了联结。如果有太多清醒的时间在床上活动，就让床和其他的活动也产生了条件联结，等真正该睡觉的时候，躺在床上却不容易产生睡意。因此刺激控制法就是让床不与除了睡觉和性以外的其他活动产生联结。

三、使用举例

张女士是位中学教师。她对疫情很关注，居家期间，经常在晚上上床后看手机里的疫情信息，白天很早醒来后在床上继续看手机，之后在床上看书，看累了就打瞌睡。醒来后，她继续在床上从事其他的工作。2020 年春节过后，学校通知学生延迟开学，但是停学不停课，要求教师在云课堂授课。张女士担心精力跟不上，晚上早早上床，但几个小时都睡不着，睡不着时还是在床上看手机。她听从了心理咨询师的建议，采用刺激控制法。

1. 只有感觉到很困的时候，才能躺床上。

2. 除了睡眠和性活动外，不在卧室里进行其他活动。

3. 清醒的时间超过 15 分钟就起床离开卧室，在其他房间进行与睡眠无关的活动。

4. 再次有睡意时才能回到卧室。如果躺下去还睡不着，15 分钟后就要离开卧室。第 3、4 项可以重复进行。

5. 不管睡眠量是多少，在一周七天内都要保持固定的起床时间。

张女士严格按照刺激控制法来做，刚开始感觉不习惯，但是她坚持使用这个方法，通过一段时间的调整，很快就摆脱了失眠困扰。

方法来源

PERLIS M L, JUNGQUIST C, SMITH M T, POSNER D. 失眠的认知行为治疗：逐次访谈指南. 北京：人民卫生出版社，2012：10-12.

（整理：宋日红）

参考文献

巴洛．焦虑障碍与治疗．2 版．北京：中国人民大学出版社，2012.

贝克．认知疗法基础与应用．北京：中国轻工业出版社，2013.

陈露晓．老年人性格问题应对．北京：中国社会出版社，2009.

弗兰克尔．人生的真谛．北京：中国对外翻译出版公司，1994.

孩子心，善别路：家长手册．香港：善宁会，2004.

黄亚芳，张振汉，赵亚利，等．动机性访谈戒烟技巧与示范．继续医学
    教育，2016, 30(1): 176-178.

肯纳利．战胜焦虑．北京：中国轻工业出版社，2000.

莱西，霍兰德，麦金．抑郁和焦虑障碍的治疗计划与干预方法．2 版．
    北京：中国轻工业出版社，2014.

赖斯．压力与健康．北京：中国轻工业出版社，2000.

李中莹．亲密关系全面技巧．北京：北京联合出版公司，2015.

林崇德．发展心理学．2 版．北京：人民教育出版社，2008.

罗斯．当绿叶缓缓落下：与生死学大师的最后对话．成都：四川大学出
    版社，2008.

内米耶尔．哀伤治疗：陪伴丧亲者走过幽谷之路．北京：机械工业出版
    社，2016.

诺尔，布莱尔．安慰之光：失去亲人的疗愈．北京：华夏出版社，2013.

PERLIS M L, JUNGQUIST C, SMITH M T, POSNER D. 失眠的认知行为治疗：逐次访谈指南．北京：人民卫生出版社，2012.

王建平．新冠肺炎"心"莫慌 | 王建平教授在线解读防疫心理知识 .(2020-02-02) [2020-02-05]. https://mp.weixin.qq.com/s/dt_yzy1BNv0qGKExOQSXTA.

韦斯特布鲁克，肯纳利，柯克．认知行为疗法：技术与应用．北京：中国人民大学出版社，2017.

无法平息"愤怒"的可能原因 抚平创伤，从停止自责开始 .(2019-07-10) [2020-02-02]. https://magazine.chinatimes.com/cn/mind/20190710001620-300807.

中国疾病预防控制中心．新型冠状病毒感染的肺炎公众防护指南．北京：人民卫生出版社，2020.

中华人民共和国国家卫生健康委员会．国家卫生健康委 2020 年 2 月 4 日新闻发布会：重症患者的医疗救治和科研攻关．(2020-02-04) [2020-02-05]. http:// www. nhc. gov.cn/ xwzb/ webcontroller.do?titleSeq=11220&gecstype=1.

BONANNO G A. The other side of sadness: what the new science of bereavement tells us about life after loss. Library Journal, 2009, 134(13): 97.

CEREL J, FRISTAD M A, VERDUCCI J, et al. Childhood bereavement: psychopathology in the 2 years post parental death. Journal of the American Academy of Child and Adolescent Psychiatry, 2006, 45(6): 681-690.

CIPRIANO D J, CIPRIANO M R. Factors underlying the relationship between parent and child grief. OMEGA-Journal of Death and

Dying, 2019, 80(1):120 – 136.

For the newly bereaved. (2020-01-01) [2020-02-05]. https://www.bereavedparentsusa.org/about/ for-the-newly-bereaved/.

HAQUE S F, SOUZA A D. Motivational interviewing: the rules, pace, and oars. Current Psychiatry, 2019, 18(1): 27–28.

Helping someone who's grieving. (2019-11-12) [2020-02-02]. https://www.helpguide. org/articles/ grief/helping-someone-who-is-grieving.htm.

KWOK O M, HAINE R A, SANDLER I N, et al. Positive parenting as a mediator of the relations between parental psychological distress and mental health problems of parentally bereaved children. Journal of Clinical Child and Adolescent Psychology, 2005,34(2): 260–271.

MILLER W R, ROLLNICK S. Motivational interviewing: preparing people to change addictive behavior. New York: Guilford Press, 1991.

MILLER W R, ROSE G S. Motivational interviewing in relational context. American Psychologist, 1970, 65(4): 298–299.

NADINE M, MELHEM N M,PORTA G, et al. Grief in children and adolescents bereaved by sudden parental death. Archives of General Psychiatry, 2011, 68(9): 911–919.

SHAPIRO D N, HOWELL K H, KAPLOW J B. Associations among mother – child communication quality, childhood maladaptive grief, and depressive symptoms. Death Studies, 2014, 38(3): 172–178.

SHAPIRO E R. Grief as a family process: a developmental approach to clinical practice. New York: Guilford Press, 1994.

SHEAR K, SHAIR H. Attachment, and loss, and complicated grief. Developmental Psychobiology, 2005, 47(3): 253–267.

SIMON N M, SHEAR M K, REYNOLDS C F, et al. Commentary on evidence in support of a grief-related condition as a DSM diagnosis. Depression and Anxiety, 2020, 37(1): 9–16.

STROEBE M, SCHUT H, STROEBE W. Health outcomes of bereavement. Lancet, 2007, 370(9603): 1960–1973.

Supporting others who are grieving. (2019–09–01) [2020–02–05]. https://cmhc.utexas.edu/ griefloss.html.

TROZZI M, MASSIMINI K. Talking with children about loss: words, strategies, and wisdom to help children cope with death, divorce, and other difficult times. New York: Berkley Publishing Group, 1999.

WORDEN J W. Children and grief: when a parent dies. New York: Guilford Press, 1996.

附 录

附录 1 防疫心理知识讲解直播

疫情持续扩散，在进行医学战"疫"的同时，心理战"疫"同样重要。中央广播电视总台新媒体旗舰平台"央视频"与北京师范大学心理学部合作，共同推出关于疫情防控心理知识的系列直播。

第一期直播邀请到了北京师范大学心理学教授、博士生导师、精神医学医师王建平作为直播嘉宾，为大家分享如何在心理上度过这个特殊时期，从而更好地战胜新型冠状病毒。

王建平教授解读了面对疫情时人们在应激状态下的情绪变化，并强调了恐慌、担心等情绪的产生是正常的，具有一定的社会适应意义。随后王教授带领大家再次回顾并客观地认识了当前疫情，目的是全面了解应激事件，从而促进我们理解和调整自己的反应。而对于当前状况，王教授建议大家：该做什么就做什么。尤其是居家隔离的市民们，应尽量在节奏上调整到疫情前的状态，在工作生活上做出相应调整。当出现过度紧张、焦虑等情绪而无法有效调整生活节奏时，可以通过量化评估情绪感受并辨析事实与感受的差距来缓解当前过度的情绪反应。

此次直播还有 20 分钟的问答环节，由王教授对听众提出的问题在线做出解答。如对于睡眠问题，王教授建议注意保持睡眠节律，记录睡眠情况和特点，采取相应措施；对于感到胸闷气短者，王教授提醒身体内部的状态虽然是相对稳定的，但仍有一定波动，过分关注会使症状更明显，需结合平时的身体基础综合判断，适当关注。

该系列直播还将继续，可在央视频中关注"京师心理大学堂"，观看直播或回放。关注"临床与咨询心理实验室"微信公众号可查看直播内容的文字概述。央视频"京师心理大学堂"网址：https:// m. yangshipin. cn/ user? cpid=20266838342297645&ptag=4_1.1.0.20230_copy。直播内容文字概述网址：https://mp.weixin.qq.com/s/3vSO1h-_Iybeb8e1-IPyDw。

附录2　公众求助资源

一、心理援助资源

1. 心理援助热线。各地院方和校方（如北京大学第六医院、武汉市精神卫生中心、北京师范大学心理学部等）

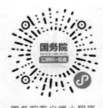

国务院客户端小程序

在疫情期间提供了心理援助热线。"国务院客户端"小程序提供了各地区心理援助热线的查询通道，同时也提供了各地区发热门诊和定点医院的查询通道。

2. 线上咨询平台：

- 壹心理。壹心理平台开设了疫期公益心理援助专线，提供专业的线上心理咨询，同时设有疫情动态、暖心电台、心理自测、专题文章、社 区陪伴等板块。该专线的服务时间为每天 9:00—22:00，服务期限暂定至 2020 年 2 月 29 日。

- KnowYourself 公益心理援助。KnowYourself 公益心理援助是针对一线医务工作者、患者及患者家 属的心理援助计划。周一至周日 24 小时可用。网址：https://mp.weixin.qq.com/s/g-fcnSI7V8TGiwonJ2DI4g。

- "志愿北京"心理求助平台。该平台针对目前疫情下有需求的医务工作者及其家属、患者及其家属、参与防疫的应急志愿者和其他有需求的社会公众。工作时间为每日 10:00—22:00。进入微信公众号"志愿北京"，发送关键词"心理求助"，稍等片刻便有心理志愿者联系你。

- 武汉心理救援队。武汉心理救援队
  为前线医务工作者、患者及其家属
  朋友等提供线上心理咨询服务。通
  过微信公众号"武汉心理救援队"
  后台回复即可，亦可拨打热线电话：13091892577
  （朱琳），15811329806（风华），13061815230
  （中海），18971113243（悉尼），15901889778
  （怡宁），18521033012（岳宏）。

3. 自主压力管理。面对当前疫情，北
京大学正念实验室提供了三段正念练习音
频，帮助缓解大家的压力。可根据录制的指
导语，每日进行练习。

二、医疗相关资源

1. 新冠肺炎简单自测。该测试仅根据症状提供参考，如
需确诊请通过医生进行临床检查。网址：https://shimo.
im/forms/lnq8MwVnDwf6F4kw/fill。

2. 线上问诊平台：

- 微医。该平台在疫情期间提供线上问诊服务，同时
  提供疫情防御手册、心理健康关怀和在家购药等功

能，也可查看疫情动态。网址：https://promo.
guahao.com/topic/pneumonia?cs=share&from
=timeline&isappinstalled=0。

- 丁香医生。"丁香医生"微信小 程序可提供线上咨询、问诊、开 药服务以及一些医学知识。疫情 期间丁香医生开设新冠肺炎专 区，其服务时间为8:00— 22:30，面向湖北地区免费义诊。

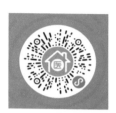

- 卓正医疗。"卓正医疗"微信公众 号提供线上问诊、搜索科普、优 选课堂等线上服务。

3. 防护知识普及。需要注意的是，以下指南在防控方面 并非仅针对武汉市民，同时也并非最新政策和措施。依据政 策，新冠肺炎疑似者和密切接触者均须上报社区，到统一隔 离点进行医学观察。

- 新型冠状病毒感染的肺炎公众防护指南。该指南由 中国疾病预防控制中心编著，聚焦公众个人与家庭 防护、居家医学观察、理性就医、心理疏导等防 治细节，通过问答形式解答新冠肺炎有关问题和疑 惑，引导公众形成正确认识，积极做到防治结合、科学防护、消除恐慌、理性应对。网址：https://mp.weixin.qq.com/s/3FFhvTPFjYtOfso3JFcwvA。

- 新型冠状病毒肺炎预防手册。该手册由多位专家参与编辑，对于疾病相关知识的介绍专业且全面。网址：https://mp.weixin.qq.com/s/LW24OQwMHEJjU4H8IMApKg。

- 世界卫生组织（WHO）针对"居家隔离者"和"密切接触者"的防护指南。该指南结合世界卫生组织发布的官方信息，对居家隔离者和密切接触者提出建议。网址：https://mp.weixin.qq.com/s/sSXfCuv2HmeyvGWecAp0kA。

- 中国疾控动态。关注微信公众号"中国疾控动态"，可了解实用的防控措施，丰富防控相关医学知识。该公众号提供了针对特殊场所／人群的防控指南，包括幼儿园（或学校）防控、老年人防控等。

4. 医疗资源求助。《人民日报》发布新冠肺炎求助者信息征集，其中包括"四类人员"，即确诊新冠肺炎者、疑似新冠肺炎者、无法排除的发热者、密切接触者。若有还

未得到隔离收治的该四类人员，请尽快求助或告知。网址：https://activity.peopleapp.com/qiuzhutongdao/?from=timeline&isappinstalled=0。

三、后勤资源

1. 交通出行。武汉市民可通过各城区便民服务热线约车用车。各城区便民服务热线查询网址：http://www.cjrbapp.cjn.cn/p/153959.html。

2. 物流快递。现有顺丰速运以及 EMS 可寄送快递。具体寄送要求与限制请咨询快递公司客服或浏览其官方网站了解。

- 顺丰速运官网：https://www.sf-express.com/cn/sc/。顺丰速运官方电话：95566。顺丰速运在线客服：https://ocs2odp.sf-express.com/?orgName=sy&channelId=469&clientType=1&accountId=。

- EMS 官网：http://www.ems.com.cn/。EMS 官方电话：11183。EMS 在 线 客 服：http://nmc.ems.com.cn:9096/imcloud/static/visitor.html。

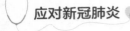
附录 3 特殊需求支持资源

一、线上购药平台

1."好大夫"微信小程序及"好大夫"App 可用于线上问诊，也提供开药服务并配送到家。

2."好心情互联网医院"微信公众号可申请开药，也提供线上咨询。该公众号专注于中枢神经及其他慢性病领域。

3."丁香医生"微信小程序及"丁香医生"App 可用于线上问诊，也提供开药服务并配送到家。

二、武汉市医护人员住宿

武汉市多家酒店在疫情期间仅为医护人员提供住宿，避免其因公共交通管制而不能正常上下班。信息实时更新，若需要可通过联系方式咨询。网址：https://shimo.im/sheets/GJKh3RTPRcwJcYWK/MODOC?dt_dapp=1。

三、武汉市医护人员通勤

1. 志愿接送服务。针对武汉市内医护人员提供打车服务，24 小时待命，负责安排接送。联系电话：18672755951（小猫）。

目前武汉医疗接站支援自驾队已有二十几辆接送车。武汉市各医院医护人员如需接送，请联系张先生，微信号：314906079。

武汉私家车互助群为医护人员提供打车服务，可以联系群主进群，群主电话：18576780449。

2. 社区便民服务用车。武汉市医护人员可通过各城区便民服务热线约车用车。各城区便民服务热线查询网址：http://www.cjrbapp.cjn.cn/p/153959.html。

四、残障人士需求

自发组织的临时志愿网络致力于在疫情期间为行动不便的残障人士提供无障碍信息、生活必需品代购（非捐赠）、心理疏导、居家康复和锻炼、在线教育资源等支持。网址：https://mp.weixin.qq.com/s/mM9yd9lozg23oXpxss4-wA。

五、综合服务信息查询

由志愿者团队整理并定时更新的多种服务信息查询渠道：https://shimo.im/docs/cRrJwHdGXdX9CP8x/read。附录中部分信息也来源于此。有需求者请浏览查询并注意咨询和判断。

附录 4　心理援助者支持

一、心理援助工作指南

1. CPS 临床心理注册系统。隶属于中国心理学会的微信公众号"CPS 临床心理注册系统"在近期发布了针对新冠肺炎疫情的文章，给予心理援助工作者支持与帮助，并领导心理咨询工作。

2. 抗疫心理援助热线工作指南。"CPS 临床心理注册系统"发布了《抗疫心理援助热线工作指南（一稿）》。

3. 针对高校的心理支持与帮助。"CPS 临床心理注册系统"发文指出，面对未来，高校心理服务和危机干预工作必须提前准备，做好预案。

4. 针对中小学生的心理支持与帮助。新冠肺炎疫情期间，网络上充斥着各种疫情信息和防护要略。中小学普遍延迟开学，社会上各种线下教育培训暂停，线下社会交往、休闲等活动基本停止，中小学生待在家里的时间突然大量增加，生活产生极大变化。除学习预防新冠病毒的自我保护措施之外，他们还可能要面对其他一些适应问题。

5. 抗疫心理援助工作督导。"CPS 临床心理注册系统"发布了"抗疫心理援助公益督导师名单"。网址：https://drive.263.net/link/CcyCjmG1HGpfff9/。

6. 疫情期间心理援助的注意事项。赵静波教授在微课上发起了关于疫情期间心理援助者为与不为的讨论。

7. 抗疫心理援助岗前培训。樊富珉教授及秦琳老师主持了心理援助工作要点培训。

二、心理援助伦理

1. 紧急心理援助伦理。紧急心理援助应遵守中国心理学会颁布的《临床与咨询心理学工作伦理守则》总则，包括善行、责任、诚信、公正、尊重，以避免伤害及维护最大福祉为基本出发点。"CPS 临床心理注册系统"发布了在进行紧急心理援助时应注意的要点。

2. 热线心理咨询伦理规范（初稿）和网络心理咨询伦理规范（初稿）。"CPS 临床心理注册系统"梳理并形成了热线心理咨询伦理规范和网络心理咨询伦理规范的初稿。

三、正念练习资源

1. 正念练习音频。北京大学正念实验室向公众提供了正念练习音频。

2. 美中心理：应激下正念。童慧琦博士录制了"正念呼吸和身体觉察"引导音频，提出了心理援助者在此次疫情中需要注意的问题以及应该做和不应该做的要点。

四、心理援助者的自我关照

段昌明教授和王铭博士强调了心理援助者自我关照的重要性，提出了自我关照的要点。

附录5 志愿者支持

一、志愿者招募

1. 武汉市疫情防控青年志愿者招募。当前，全面防控新冠肺炎疫情进入关键时期。为进一步贯彻落实党中央、国务院以及湖北省委、武汉市委关于疫情防控的工作部署，共青团武汉市委员会、武汉青年志愿者协会决定面向全市招募一批疫情防控青年志愿者，在武汉市疫情防控指挥部的统一调度下，科学有序参与疫情防控工作。

2. 湖北省十堰市医疗资源运输志愿司机招募。目前，湖北省十堰市因新冠肺炎疫情启动了一级应急响应。自2020年1月26日0时起，湖北亨运壹站达物流有限公司成立"疫情物资运输突击队"，对从十堰市区运往周边地区（其中包括竹溪、竹山、房县、宝丰、丹江口、郧西、郧阳、六里坪、武当山）的救灾抗疫物资进行全程免费运输。

现公司需要志愿司机若干名，有意愿加入的朋友可与公司运营部罗先生联系。联系电话：18371937903。

3. 武汉市医护人员接送司机招募。现招募志愿司机接送武汉市医护人员，有意者请加微信进入武汉本地医护人员接送群。微信：jjq168（武汉 007 救援车队）。

4. 北京市朝阳区疾控防疫宣传热线。寻求防疫宣传热线的接听志愿者，负责为北京市朝阳区群众答疑解惑。有医学背景者优先。

5. 全国招募心理服务志愿者。"志愿北京"微信公众号在 2020 年 1 月 27 日发起了抗疫心理服务志愿者招募。

二、志愿者心理支持资源

1. "志愿北京"心理服务。该服务针对目前疫情下有需求的医务工作者及其家属、患者及其家属、参与防疫的应急志愿者和其他有需求的社会公众。工作时间为每日 10:00—22:00。进入微信公众号"志愿北京"，发送关键词"心理求助"，稍等片刻便有心理志愿者联系你。

2. 其他心理援助。参考"附录 2 公众求助资源"中的"心理援助资源"部分。

（整理：王子弋　王　薇）

图书在版编目（CIP）数据

应对新冠肺炎心理自助手册：防疫抗疫20问/王建平主编. — 北京：中国人民大学出版社, 2020.2

ISBN 978-7-300-27941-1

Ⅰ.①应… Ⅱ.①王… Ⅲ.①日冕形病毒–病毒病–肺炎–心理疏导–手册 Ⅳ.①R395.6-62

中国版本图书馆CIP数据核字（2020）第027960号

应对新冠肺炎心理自助手册

防疫抗疫 20 问

主　编　王建平

副主编　李荔波　韩　婧　徐　洁

Yingdui Xinguanfeiyan Xinli Zizhu Shouce

出版发行	中国人民大学出版社	
社　　址	北京中关村大街31号	**邮政编码**　100080
电　　话	010-62511242（总编室）	010-62511770（质管部）
	010-82501766（邮购部）	010-62514148（门市部）
	010-62515195（发行公司）	010-62515275（盗版举报）
网　　址	http:www.crup.com.cn	
经　　销	新华书店	
印　　刷	北京联兴盛业印刷股份有限公司	
规　　格	140mm×210mm　32开本	**版　　次**　2020年2月第1版
印　　张	5.875	**印　　次**　2021年8月第4次印刷
字　　数	102 000	**定　　价**　19.80元